Ian W. Wendel, DO, FAAPMR, CAQSM, RMSK / James F. Wyss, MD, PT

Home Exercise Programs for Musculoskeletal and Sports Injuries
The Evidence-Based Guide for Practitioners

肌肉骨骼和运动损伤的 家庭训练计划
从业者循证指南

主　编　〔美〕　伊恩·W.温德尔
　　　　　　　　詹姆斯·F.怀斯

主　审　王红星

主　译　马　明　薛胜峰

天 津 出 版 传 媒 集 团
◆ 天津科技翻译出版有限公司

著作权合同登记号：图字：02-2019-359

图书在版编目(CIP)数据

肌肉骨骼和运动损伤的家庭训练计划：从业者循证
指南 / (美) 伊恩·W.温德尔 (Ian W. Wendel) , (美)
詹姆斯·F.怀斯 (James F. Wyss) 主编；马明、薛胜峰
主译. —天津：天津科技翻译出版有限公司,2023.11
  书名原文：Home Exercise Programs for
Musculoskeletal and Sports Injuries: The Evidence-
Based Guide for Practitioners
  ISBN 978-7-5433-4367-2

  Ⅰ. ①肌… Ⅱ. ①伊… ②詹… ③马… ④薛… Ⅲ.
①肌肉损伤–康复训练 ②骨损伤–康复训练 Ⅳ. ①R873

中国国家版本馆 CIP 数据核字(2023)第 106940 号

The original English language work:
Home Exercise Programs for Musculoskeletal and Sports Injuries: The Evidence-Based
Guide for Practitioners, ISBN: 9781620701201
by Ian W. Wendel, DO, FAAPMR, CAQSM, RMSK & James F. Wyss, MD, PT
has been published by:
Springer Publishing Company
New York, NY, USA
Copyright ⓒ 2020. All rights reserved.

授权单位：Springer Publishing Company
出　　版：天津科技翻译出版有限公司
出 版 人：刘子媛
地　　址：天津市南开区白堤路 244 号
邮政编码：300192
电　　话：(022)87894896
传　　真：(022)87893237
网　　址：www.tsttpc.com
印　　刷：天津海顺印业包装有限公司
发　　行：全国新华书店
版本记录：889mm×1194mm　16 开本　14.5 印张　300 千字
　　　　　2023 年 11 月第 1 版　2023 年 11 月第 1 次印刷
　　　　　定价：158.00 元

(如发现印装问题,可与出版社调换)

主审简介

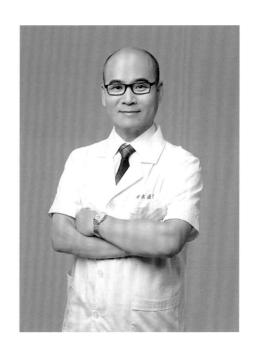

　　王红星　医学博士,主任医师,博士研究生导师,江苏省333高层次人才,江苏省青年医学重点人才,东南大学附属中大医院康复医学科主任。

　　曾在北京协和医院进修学习,两次公派赴美国华盛顿大学、美国印第安纳大学留学。主持和参与国家自然科学及省市级课题10余项,中国-挪威国际合作教育课题1项。以第一作者或通讯作者发表SCI论文及中文核心期刊30篇,主编、主译及参编教材20部。发明专利1项,获中华医学会科技奖三等奖、省卫生厅医学新技术引进奖一等奖、省医学科技奖二等奖、国家级教学成果奖二等奖各1项。现任中国康复医学会电诊断专业委员会副主任委员、中国康复医学会康复医学教育专业委员会副主任委员及青年委员会主任委员、中国研究型医院学会临床神经电生理专业委员会副主任委员、国际脊髓学会中国脊髓损伤学会委员、中华医学会物理医学与康复分会青年委员、中国神经科学学会神经毒素分会委员、中国研究型医院学会神经再生与修复专业委员会基础学组委员、全国脊髓损伤关爱联盟副主任委员、江苏省预防医学会康复医学专业委员会主任委员、江苏省康复医学会常务理事、江苏省康复医学会神经肌肉电生理诊断专业委员会主任委员及康复教育专业委员会副主任委员、南京康复医学会副理事长、南京医学会科学普及专科分会委员、《中华物理医学与康复杂志》通讯编委、《中国脑血管病杂志》和《反射疗法与康复杂志》编委。

主译简介

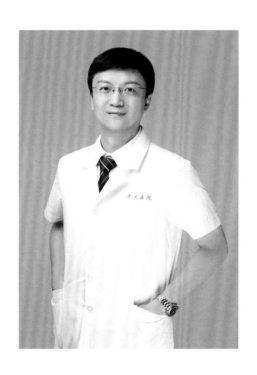

马　明　副主任治疗师、副教授、硕士研究生导师,东南大学附属中大医院康复医学科副主任,关节与运动医学中心副主任,主要从事骨骼肌肉疼痛康复、骨科术后康复、体态姿势矫正治疗、运动伤病防护及康复管理工作,善于运用整体治疗的理念为患者实施康复治疗,尤其擅长各类疑难骨关节疾病、脊柱侧弯康复、运动损伤的康复评估及治疗。作为国家体育总局、省体育局保障专家,参与多个国际、国内大赛的保障任务,为多名奥运会、世锦赛及全运会冠军运动员制定康复方案并实施康复治疗。

目前主要研究方向为骨骼肌肉疼痛康复、骨科术后康复及运动损伤康复等。主持或参与国家科技部、教育部、体育局研究课题 10 余项,发表 SCI 论文及中文核心期刊 30 余篇,主编及参编、参译专著及教材 10 多部。现任中国康复医学会物理治疗专业委员会副秘书长兼青年工作委员会主任委员、中国研究型医院冲击波专业委员会常委、江苏省康复医学会物理治疗专业委员会候任主任委员、江苏省冲击波医学教育与培训专家委员会副主任委员、江苏省体育科学学会运动康复专业委员会常委、南京康复医学会康复治疗专业委员会主任委员、南京康复医学会骨关节康复专业委员会副主任委员。

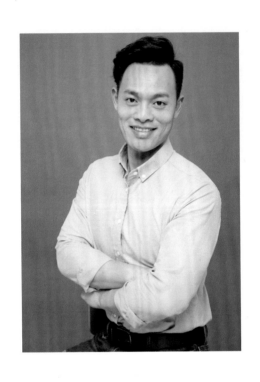

薛胜峰　副研究员,运动人体科学专业硕士,南京市体育科学研究所副所长。主要从事竞技运动训练、国民体质研究等体育科研工作,擅长竞技体育体能训练研究与实践,作为体育科研负责人常年参与江苏省、南京市多支优秀运动队及青少年运动队科研保障工作。

目前研究方向为体能训练、功能性训练、运动损伤康复训练等。主持完成厅局级科研课题6项,获得"江苏省体育科学学会科学技术奖青年奖""江苏省体育科技先进个人""江苏省体育科学学会优秀会员""南京市体育局嘉奖个人"等荣誉。现任江苏省体育科学学会运动医学与康复专业委员会委员、美国国家体能协会注册体能训练专家(NSCA–CSCS)、美国功能训练体系注册高级教练(FMS)、中国体育科学学会注册体能训练师、国家运动处方师。

译者名单

主　审　王红星

主　译　马　明　薛胜峰

译　者　(按姓氏汉语拼音排序)

封盼盼　南京体育学院

郭建业　东南大学附属中大医院

黄宁青　东南大学医学院

金　星　扬州大学附属苏北人民医院

刘　尊　沧州医学高等专科学校

陆　军　东南大学附属中大医院

马　明　东南大学附属中大医院

孙　杨　上海体育学院

孙武东　东南大学附属中大医院

谢凌峰　华中科技大学同济医学院附属同济医院

薛胜峰　南京市体育科学研究所

张　鹏　东南大学附属中大医院

赵祥虎　东南大学附属中大医院

赵孝俊　南京体育学院

周敬杰　徐州医科大学附属徐州康复医院

编者名单

Astrid DiVincent, PT, DPT, OCS　Advanced Clinician, Sports Rehabilitation and Performance Center, Hospital for Special Surgery, New York, New York

Julia Doty OTR/L, CHT　Senior Director, Orthopedic Physical Therapy Center, Hospital for Special Surgery, New York, New York

John Gallucci, Jr., MS, ATC, PT, DPT　Chief Executive Officer, JAG-ONE Physical Therapy; Medical Coordinator, Major League Soccer, New York

Jessica Hettler, PT, DPT, MHA, ATC, SCS, OCS, Cert MDT　Director, Sports Rehabilitation and Performance Center, Hospital for Special Surgery, New York, New York

Jonathan Kirschner, MD, RMSK　Fellowship Director, Spine and Sports Medicine, Hospital for Special Surgery, New York, New York; Associate Professor, Clinical Rehabilitation Medicine, Weill Cornell Medicine, New York, New York

Gary Mascilak, DC, PT, CSCS　Rehab and Performance Specialist, Sparta, New Jersey

Amrish D. Patel, MD, PT　Physiatrist, Sports and Spine Institute, McDonough, Georgia

Taylor Rossillo, MBA, ATC　Director of Athletic Training Services, JAG-ONE Physical Therapy, New Jersey

Ian W. Wendel, DO, FAAPMR, CAQSM, RMSK　Tri-Country Orthopedics, Cedar Knolls, New Jersey; Clinical Assistant Professor, Rutgers New Jersey Medical School, Newark, New Jersey; Ringside Physician, New Jersey State Athletic Control Board, Trenton, New Jersey

中文版序言

近年来,国内骨科康复事业飞速发展,特别是骨骼肌肉运动康复,为患者回归家庭重返运动提供了巨大的帮助。但家庭锻炼作为后续康复的重要组成部分,并没有受到患者足够的重视。患者常常满足于院内的各种手法治疗,而在出院后忽略了"主动训练"这一恢复肢体功能必不可少的手段。科学的家庭锻炼方法,将加速患者功能的改善,有大量的文献支持主动康复训练在治疗这些肌骨损伤中的作用。然而,患者从这样的康复锻炼中受益的最大障碍之一是无法进行定期的、高质量的、有效的和循证医学支持的锻炼。

《肌肉骨骼和运动损伤的家庭训练计划》由国际上的许多康复方面专家联合编写而成,在引入国内后,经国内骨科与康复方面专家的精心翻译,将提供给大家完整的、有效的家庭锻炼处方。书中介绍的家庭锻炼方法都得到了循证医学支持,在具备其专业性的同时也具备了在居家环境条件中实施的可行性。本书在正文开始之前,罗列了书中介绍的各种肌骨疾病家庭锻炼方法的大纲,大家可以在阅读正文了解其具体动作之后,通过阅读大纲快捷地回顾锻炼方法。本书正文部分还在每一章节开头处提供了不同肌肉骨骼疾病相应的病变原理和锻炼原则,确定了各种疾病不同康复阶段的具体康复目标,在一定程度上方便了大家掌握所述的内容。

作为康复的从业者,按照书中教授的正确方法指导患者进行家庭锻炼,不仅可以防止患者盲目自我康复给身体带来不必要的损伤,而且可以将康复锻炼与工作、生活完美地结合起来,提高康复效率。同时,可以根据患者的需要,按照书中给出的锻炼方法,为患者量身定制个体化的家庭锻炼方案。

我相信,在阅读这本书并按照其中介绍的方法指导患者之后,能够帮助你们的患者在肢体功能方面获得明显的改善,同时可以让更多的患者受益于家庭康复。

苏州大学体育学院院长
苏州大学运动康复研究中心主任
国务院学位委员会第八届体育学科评议组成员
中国康复医学会体育保健康复专业委员会副主任委员

中文版前言

　　首先感谢参与本书翻译工作的各位老师,大家团结一心,本着精益求精的工作态度,促成了本书的顺利出版。《肌肉骨骼和运动损伤的家庭训练计划》由国际上的许多康复学者联合编写而成,内容涵盖各种常见肌肉骨骼损伤后不同阶段的康复治疗,符合循序渐进、通俗易懂的原则,我们有幸通过翻译带领大家领略其中丰富的内容,相信这些工作能有助于促进国内家庭康复体系的初步建立。在此次翻译过程中,我们对照了许多康复相关译本,以确定专业名词在翻译方面的统一性。与既往不同的是,本次翻译工作有许多经验丰富的临床康复工作者加入,各种动作指令更加贴近国内语言习惯,易于读者理解。

　　无论是治疗频率还是便捷程度,居家康复锻炼都具有明显的优势,但是目前国内居家康复尚未形成体系,部分康复阶段的家庭锻炼仍是空白,让许多患者错过了最佳康复时机,留下终身遗憾。本书全面、系统地介绍了各个康复阶段的居家锻炼方法,颠覆了既往单一、重复的动作练习,为康复过程增加了一定的趣味性和挑战性;同时,书中提到的各种运动康复工具操作简便且易于获得,一个工具有多种使用方法,大大降低了居家康复成本。

　　当然,虽然各位老师已经尽力让这一版的书籍通俗易懂,但在翻译方面可能仍然存在一些纰漏,欢迎读者批评指正。

　　再次感谢各位老师和读者的支持。

马明　薛胜峰

序　言

随着我们进入循证医学和基于价值的医疗的时代,许多卫生系统、医生和其他医疗从业者正在努力实现改善患者护理、改善人口健康和降低卫生系统总成本三个总体目标。家庭锻炼计划是医生和医疗保健提供者可以用来实现三项目标的方式之一,但不幸的是,这种方式没有得到充分的利用,而且执行起来没有统一性。

将运动作为治疗骨科和神经疾病的方式,是一种经受住了时间考验的做法。目前,由医生开具运动治疗处方,并由物理或职业治疗师完成。研究表明,物理疗法的使用在有效治疗这种疾病的同时,也将治疗成本降低了72%。然而,通过运动和理疗治疗临床常见肌肉骨骼疾病,仍然没有得到充分利用。这与患者可接受的物理治疗次数有限,患者忙碌的生活、共同支付费用的增加,以及保险公司对允许治疗次数的限制有关。

因此,对循证家庭锻炼计划的需求比以往任何时候都要高。这本由 Wendel 博士和 Wyss 博士撰写的书,以一种非常结构化和有目的的方式解决了这一需求,对患者和医疗提供者来说都是友好的。通过为从业者制定正确的运动处方,并教会他们如何通过精湛、详细的讲义从而有效地治疗肌肉骨骼疾病,同时最大程度降低他们的时间。

Joseph E. Herrera, DO, FAAPMR

纽约西奈山伊坎医学院运动医学主任

西奈山医院康复与人类行为学系主席兼 Lucy G. Moses 教授

内容简介

　　康复训练是治疗肌肉骨骼和运动损伤的关键之一,通常在休息、药物使用后不久就开始。有大量的文献支持它们在治疗这些损伤中的作用。然而,患者从这样的康复锻炼中受益的最大障碍之一是如何让患者进行定期的、高质量的、有效的和循证的锻炼。忙碌的日程安排常常使患者无法向专业人士(如物理或职业治疗师)寻求锻炼指导。在这种需要独立进行锻炼的情况下,就必须采用家庭锻炼计划,医疗保健专业人员也必须将这一信息传达给患者。

　　这本书的出版是为了帮助医疗保健专业人员向患者提供循证的家庭锻炼治疗计划和高质量的方案。作者认为目前的家庭锻炼计划内容并不理想,决定发表自己的观点。我们也意识到,许多健康专业人员不知道如何正确地制订运动处方,或者他们很早就接受了培训,但在开出运动处方时仍比较困难。我们希望提供这方面的内容,指导医疗保健专业人员以高效、不言自明的方式开出有效的、基于证据的家庭练习处方,这样也节省了向患者解释的时间。实际上,这本书对任何需要给患者开具运动处方的医疗保健专业人员都很有价值。

　　在康复锻炼计划中,必须遵循循序渐进的原则,为更高级的锻炼奠定框架。康复的典型阶段见表1[1,2]:

表 1　康复阶段

■ 第一阶段:减少疼痛和肿胀(PRICE方案)
■ 第二阶段:恢复运动范围和正常的关节运动学
■ 第三阶段:力量训练
■ 第四阶段:神经肌肉控制和本体感觉训练
■ 第五阶段:功能性或特定运动训练

PRICE:保护(Protection)、休息(Rest)、冰敷(Ice)、加压(Compression)和抬高(Elevation)。

　　我们认为,对于家庭锻炼项目来说,这种方法可能会给患者带来困扰。相反,我们决定将这些合并成三个阶段:基础阶段、中级阶段和高级阶段,我们在每个阶段列出了推荐的锻炼,这些练习是在患者康复进展的基础上进行的。我们还列出了医疗保健专业人员在将锻炼计划进行到下一阶段之前,可以尝试性在患者身上确定的康复目标。

　　此外,我们还提供关于身体不同区域和这些区域内损伤的简明、循证的背景和治疗信息。此外,每章中的锻炼计划解释了如何在视觉辅助下,通过指导步骤有效地执行每个锻炼。

如何使用这本书

• 阅读这些章节以获得常见肌肉骨骼和运动损伤的背景知识，以及为治疗这些损伤而开出的运动处方。

• 将相关章节作为讲义分发给患者：

  • 向患者提供整个章节以提供有关临床情况的更多信息。

  • 从本书的练习列表中突出所需的锻炼，并与每个章节的讲义部分的锻炼相符。

  • 根据患者的需要，量身定制有多个项目的锻炼手册，并在每个章节的讲义部分的每个练习中，进行检查和记录。

然后，医疗专业人员将明确而有效地向患者提供高质量的信息和资源，以帮助患者肌肉骨骼和运动损伤的康复。

参考文献

1. Malanga GA, Ramirez-Del Toro JA, Bowen JE, et al. Sports medicine. In: Frontera RW, DeLisa JA, Gans BM, et al., eds. DeLisa's Physical Medicine & Rehabilitation: Principles and Practice. 5th ed. Philadelphia, PA: Lippincott Williams & Wilkins; 2010: 1413–1436.

2. Wyss JF, Patel AD, Malanga GA. Phases of musculoskeletal rehabilitation. In: Wyss JF, Patel AD, eds. Therapeutic Programs for Musculoskeletal Disorders. New York, NY: Demos Medical Publishing; 2012:3–6.

致　谢

　　我要感谢我的家人 Shama、Averie 和 Austin，感谢他们给我时间完成这本书，并感谢他们坚定不移的支持；我的父母和兄弟帮助我建立了价值观和职业道德；感谢我的所有老师，特别是凯斯勒/NJMS 和西奈山的老师，因为这本书是你们教学的汇编；感谢 James Wyss、Shounuck Patel 和 Rich Bean 为这本书的发展和基础所做的所有努力；感谢所有章节的贡献者，他们的专业知识和勤奋是无价的；感谢 Demos Medical 的所有人，特别是 Beth Barry 和 Jaclyn Shultz，是他们把这本书整理到一起。

——IWW

目　录

第 1 章

肩部损伤的家庭训练计划

Jonathan Kirschner

引言

　　肩关节实际上由四种关节组成:盂肱关节、肩锁关节、胸锁关节和肩胛胸壁关节。肩部的解剖结构允许其以不同的速度在多个平面进行攀爬、投掷和搬运等活动。然而,由于没有明显的骨性稳定结构,更大的灵活性会使肩部周围的软组织承受更大的压力,并使它们更容易受到伤害。不管损伤的机制如何,大多数肩部康复遵循相似的原则[1]。尽早恢复被动和主动的关节活动范围是很重要的。纠正任何的肩带运动障碍,肩胛力量、稳定性和肩带肌群的训练时机是关键的治疗目标[2,3]。肩胛骨后缩肌群的力量训练、胸小肌拉伸和抑制上斜方肌过度兴奋可以帮助进行体位排列的纠正,实现肩袖肌群功能的最大化,并促进肩部活动范围的改善[4]。最后,肩袖肌群的强化是很重要的,它可以将肱骨头压在关节盂内,大大减少肩峰下的撞击[5]。

改善性训练计划的目标

早期目标

- 改善关节活动范围

中期目标

- 恢复正常关节活动范围
- 开始强化肩部肌肉组织力量

后期目标

- 专注于肩带稳定性的强化

● 专注于肩带的本体感觉控制训练

肩袖肌腱病变

肩袖肌腱病变是一种典型的与肩峰下撞击综合征相关的慢性过度使用状态。在肩峰下撞击综合征中，肱骨头向上移动，撞击冈上肌腱和肩峰三角下滑囊。危险因素包括肩袖肌、前锯肌或下斜方肌无力，或 II 型或 III 型肩峰。肩峰下滑囊炎的表现非常相似，可以用超声或 MRI 鉴别，但超声或 MRI 检查并不是必需的，除非症状变为慢性和持续性。这三种情况的康复策略都是相似的，即早期恢复适当的关节活动范围和灵活性，特别是关节囊后侧和胸小肌[6]。下一个训练的重点是肩带的力量和稳定性、体位调整和肩袖的强化，紧随其后的是动态本体感觉训练。重要的是，早期促进肩胛回缩，加强前锯肌和下斜方肌的力量，后期发展远端肌肉的力量[4]。积极康复的结果通常等同于手术的结果[7]。

推荐训练

基础训练

关节活动范围/拉伸/灵活性：墙角伸展、卧姿伸展、棍棒肩伸展、棍棒过头肩拉伸、棍棒肩外展

中级训练

继续进行基础训练

关节活动范围/拉伸/灵活性：肩胛平面内训练

强化训练：下位划船、肩胛后缩、直臂侧下拉、前伸俯卧撑、外展下肩关节外旋训练

高级训练

继续进行基础训练和中级训练

本体感觉/功能：俯卧位"T""Y""I""W"训练、稳定球鸟狗式训练、稳定球平板支撑、墙壁俯卧撑

肩锁关节病变

肩锁关节病变是以骨折或扭伤、肩关节"分离"或退行性骨关节炎为典型表现的外伤性疾病。肩锁关节病变常表现为内收和过顶活动时疼痛，并有可能伴随一定程度的不稳定性。康复的重点应该强化上斜方肌和三角肌，因为这已经被证明有助于稳定关节[8]。为了使肩峰最大限度地向上旋转，保持肩峰的下压能力是很重要的。

推荐训练

基础训练

关节活动范围/拉伸/灵活性:墙角伸展、卧姿伸展、棍棒肩旋转、棍棒肩伸展

中级训练

继续进行基础训练

强化训练:下位划船、肩胛后缩、直臂侧下拉、弹力带外旋训练

高级训练

继续进行基础训练和中级训练

本体感觉/功能:俯卧位"T""Y""I""W"训练、稳定球鸟狗式训练、墙壁俯卧撑

盂肱关节骨关节炎

重要的是减少疼痛和炎症,以促进积极的康复计划。了解患者是否患有原发性盂肱骨关节炎(GH-OA),或是否存在由肩袖关节病变引起的继发性 GH-OA 是有帮助的,因为肩袖完全撕裂常常导致继发性不稳定和退行性改变。一旦疼痛得到控制,下一步即是应用拉伸、关节松动和其他徒手治疗的组合来最大化改善关节的被动活动范围。然后,开始进行主动关节活动范围训练。下一个目标是肩胛稳定,首先使用等长收缩训练,然后逐步进行向心和离心的强化训练。接下来是肩袖强化训练,以及功能性和本体感觉训练。

推荐训练

基础训练

关节活动范围/拉伸/灵活性:墙角伸展、卧姿伸展、反向卧姿伸展、毛巾拉伸、棍棒肩旋转、棍棒过头拉伸、肩胛平面内训练

中级训练

继续进行基础训练

强化训练:下位划船、直臂侧下拉

高级训练

继续进行基础训练和中级训练

强化训练:前伸俯卧撑

本体感觉/功能:俯卧位"T""Y""I""W"训练、稳定球鸟狗式训练、墙壁俯卧撑

盂肱关节不稳定

由韧带松弛或急性创伤性脱位导致的慢性多方向不稳定可导致盂肱关节不稳定。在脱位后的前两周,建议早期进行温和的关节活动范围训练。然后对肩袖肌群进行轻度的等长收缩训练和向心收缩训练。最后,进行动态本体感觉训练,特别是在脱位相关的运动平面内做抵抗训练。

推荐训练

基础训练

强化训练:在各个方向进行等长收缩的训练(外旋、内旋、屈曲、伸展)、肩胛后缩训练

中级训练

继续进行基础训练

关节活动范围/拉伸/灵活性:棍棒肩屈曲、棍棒肩外展、棍棒肩旋转

强化训练:下位划船、直臂侧下拉、弹力带外旋训练

高级训练

继续进行基础训练和中级训练

本体感觉/功能:俯卧位"T""Y""I""W"训练、稳定球鸟狗式训练、墙壁球俯卧撑、稳定球平板支撑、墙壁俯卧撑

粘连性关节囊炎/冻结肩

粘连性关节囊炎,也称为冻结肩,可以是原发性的(特发性的),也可继发于创伤、手术、医疗疾病或其他导致停用后挛缩的情况。原发性冻结肩的特征是最初有炎症过程,随后会发生滑膜炎、关节囊增厚和挛缩,导致疼痛、僵硬和运动障碍[9]。血管纤维组织化生与手部 Dupuytren 病相似,在一些研究中,可能多达 20% 的患者会存在血管纤维组织化生。与盂肱关节骨性关节炎相似,粘连性关节囊炎的康复进展是减轻疼痛、恢复运动,然后增强力量。粘连性关节囊炎的康复是一个漫长的过程,在加强训练之前需要额外的时间进行关节活动范围的训练。

推荐训练

基础训练

关节活动范围/拉伸/灵活性:棍棒肩外展、棍棒肩旋转、棍棒过头肩拉伸、棍棒肩屈曲

中级训练

继续进行基础训练

关节活动范围/拉伸/灵活性:毛巾拉伸、棍棒肩伸展

强化训练:下位划船、直臂侧下拉

高级训练

继续进行基础训练和中级训练

关节活动范围/拉伸/灵活性:肩胛平面内训练(负重或弹力带)

强化训练:弹力带外旋训练

本体感觉/功能:俯卧位"T""Y""I""W"训练

关节活动范围/拉伸/灵活性

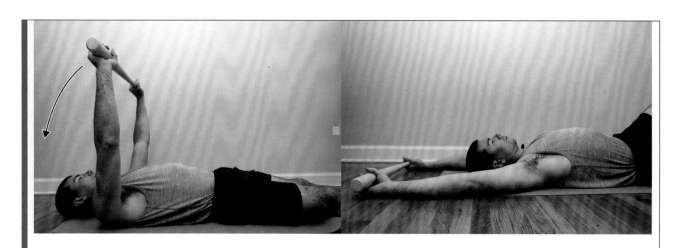

棍棒过头肩拉伸

体位:仰卧位。

第1步:仰卧,将一根棍子(扫帚或手杖)举过头顶。

第2步:把手放在头上,感受伸展。

第3步:试着让你的肩部贴着长凳(或地板),在整个运动过程中保持你的核心肌肉绷紧。

第4步:坚持5~10秒。

第5步:将手臂举过头顶,重复以上动作。

重复:8~10次。

组数:3组。

频率:每周3~5次。

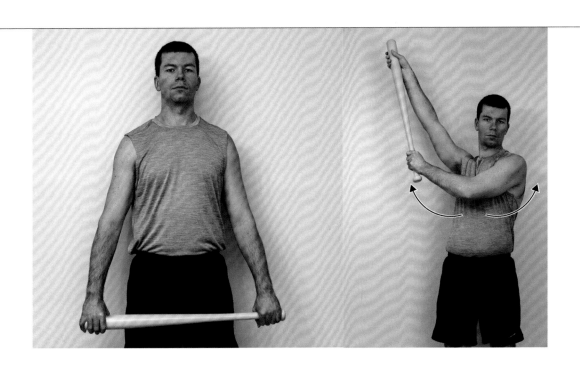

棍棒肩外展

体位:站立或仰卧位。

第1步:双手抓住一根棍子(扫帚或手杖),右手的手掌远离身体,左手的手掌朝向身体,保持肘部伸直,放在身体两侧。

第2步:用左臂把右臂推到尽可能高的位置。

第3步:慢慢放下左臂和右臂,重复同样的动作到左边,改变手的位置,使左手掌远离身体,右手掌朝向身体。

重复:每边 10~15 次。

组数:3 组。

频率:每周 3~5 次。

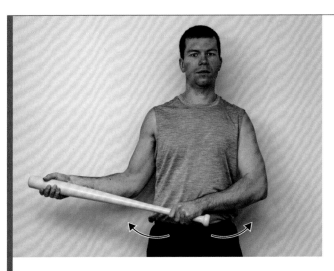

棍棒肩旋转

体位:站立或仰卧位。

第1步:双手抓住一根棍子(扫帚或手杖)或一条毛巾,保持肘部弯曲 90°,置于身体两侧。

第2步:把你的手一直向右转,然后再转到左边。

重复:10~15 次。

组数:3 组。

频率:每周 3~5 次。

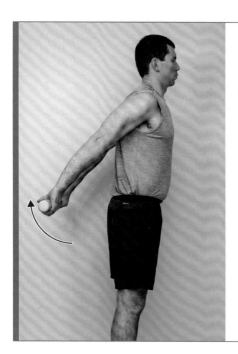

棍棒肩伸展

体位:站立位。

第1步:在背后拿一根棍子(可以是扫帚或手杖),然后向后伸展手臂。

第2步:保持肩胛骨后缩并挤压在一起,感受胸部肌肉的拉伸,同时避免肩部的异常张力和疼痛。

重复:保持30秒。

组数:3组,组间休息30秒。

频率:每周3~5次。

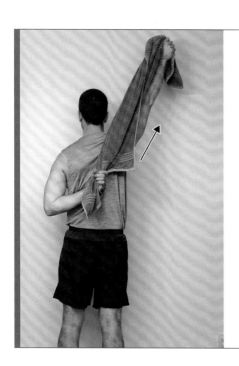

毛巾拉伸

体位:站立位。

第1步:双手抓住毛巾或扫帚,一手举过头顶,另一手放在背后。

第2步:用上面的手往上方拉,感受下方手臂和肩部的拉伸。

重复:保持15~30秒,然后用另一只手臂重复这个动作。

组数:3组,组间休息30秒。

频率:每周3~5次。

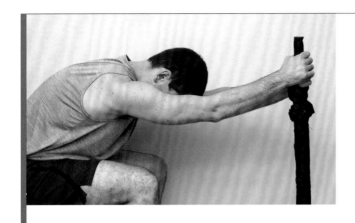

棍棒肩屈曲

体位:坐位。

第1步:将棍棒(扫帚或手杖)笔直地举在面前。

第2步:身体前倾,靠在棍棒上,感受肩部的弯曲
拉伸。

重复:保持 30 秒。

组数:3 组,组间休息 30 秒。

频率:每周 3~5 次。

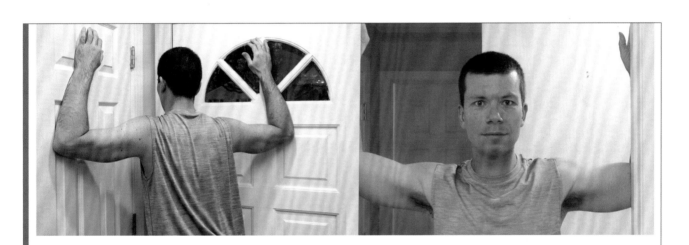

墙角伸展

体位:站立位。

第1步:在房间的一角或门口,将手臂弯曲放在体侧,向前倾斜身体。

第2步:挤压肩胛骨,感受胸部肌肉的伸展,同时避免肩部的异常张力和疼痛。

重复:保持 30 秒。

组数:3 组,组间休息 30 秒。

频率:每周 3~5 次。

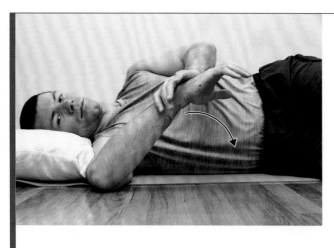

卧位拉伸

体位:侧卧位。

第1步:患侧侧卧,肩胛骨抵着地面,肩和肘保持
　　　屈曲90°。

第2步:用另一只手压住你的前臂,感受患侧肩部
　　　后侧的拉伸感。

重复:保持30秒。

组数:3组,组间休息30秒。

频率:每周3~5次。

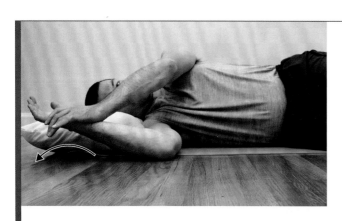

反向卧位拉伸

体位:侧卧位。

第1步:患侧侧卧,肩胛骨抵着地面,肩和肘保持
　　　屈曲90°。

第2步:用另一只手压住你的前臂,感受患侧肩部
　　　前侧的拉伸感。

重复:保持30秒。

组数:3组,组间休息30秒。

频率:每周3~5次。

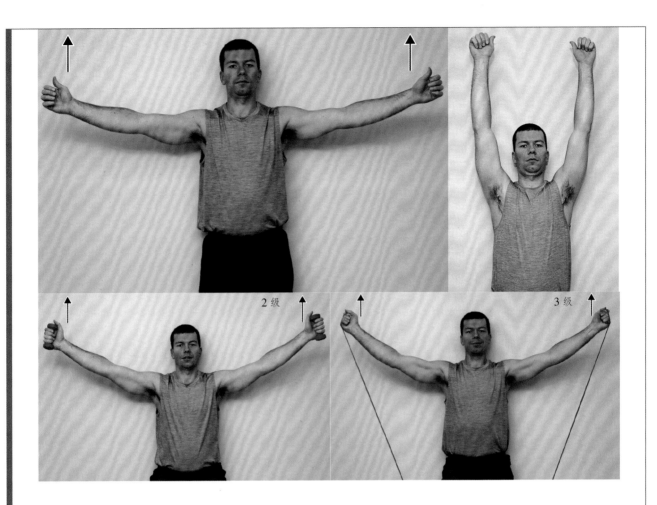

肩胛平面内训练

体位:站立位。

第 1 步:将双手放在面前 20°~30°,拇指指向天花板。

第 2 步:慢慢把手举过头顶,同时保持肩部向下,双肩和核心肌肉处于活动状态。

第 3 步:慢慢回到第 1 步的起始位置。

重复:8~10 次。

组数:3 组。

频率:每周 3~5 次。

2 级:增加 1~2 磅(1 磅≈0.45kg)的重量。

3 级:站在弹力绳中央,抓住弹力绳两端。

强化训练

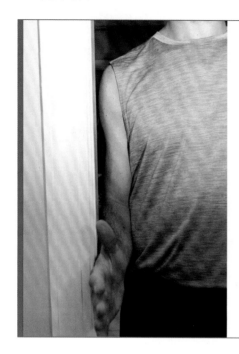

等长外旋强化训练

体位:站立位。

第1步:弯曲肘部。

第2步:用手的外侧推门,同时保持肘部弯曲。

第3步:坚持 5~10 秒。

第4步:放松 5 秒。

重复:8~10 次。

组数:1~3 组。

频率:每周 3~5 次。

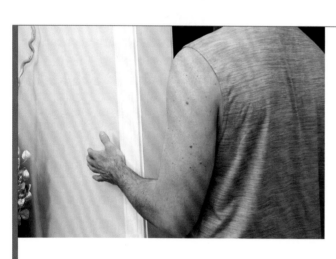

等长内旋强化训练

体位:站立位。

第1步:弯曲肘部。

第2步:用手的内侧推门,同时保持肘部弯曲。

第3步:坚持 5~10 秒。

第4步:放松 5 秒。

重复:8~10 次。

组数:1~3 组。

频率:每周 3~5 次。

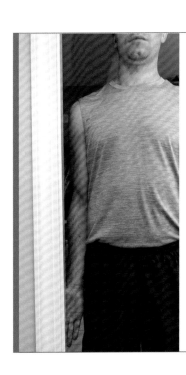

等长屈曲强化训练

体位:站立位。

第1步:保持手臂伸直。

第2步:手掌推门,手臂紧贴身体。

第3步:坚持5~10秒。

第4步:放松5秒。

重复:8~10次。

组数:1~3组。

频率:每周3~5次。

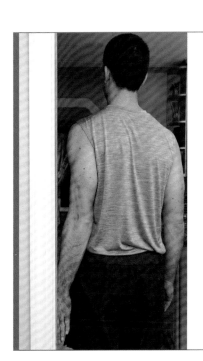

等长伸展强化训练

体位:站立位。

第1步:保持手臂伸直。

第2步:手背推门,手臂紧贴身体。

第3步:坚持5~10秒。

第4步:放松5秒。

重复:8~10次。

组数:1~3组。

频率:每周3~5次。

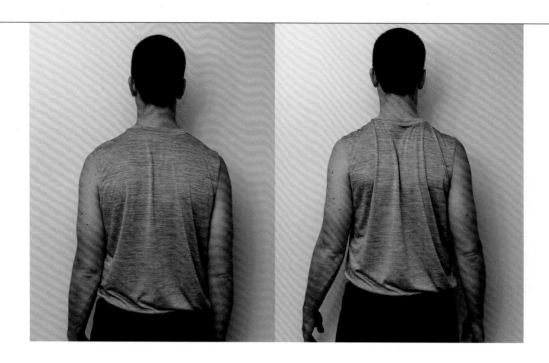

肩胛骨收缩

体位:站立位。

第1步:把肩胛骨挤在一起,就像你试图用肩胛骨夹住网球一样。

第2步:坚持 5~10 秒。

第3步:放松 5 秒。

重复:8~10 次。

组数:1~3 组。

频率:每周 3~5 次。

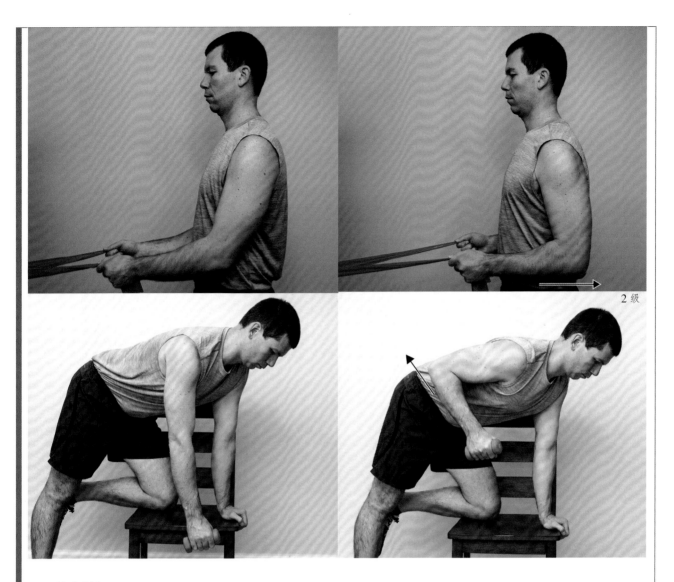

2级

下位划船

体位:站立位或坐在稳定球上。

第1步:将弹力带固定在一个固定物上。

第2步:将肘部向后拉,把弹力带拉向你自己,同时后缩肩胛骨。

第3步:慢慢控制让弹力带回缩,保持肩胛骨的后缩力量。

重复:10~15 次。

组数:3~5 组。

频率:每周 3~5 次。

2级:把左臂和左膝放在长凳上(或可以使用训练球),右手持重物,提起重物到胸部;然后换对侧按组
  数训练。

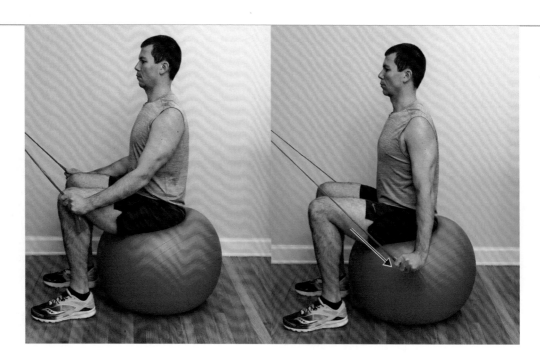

直臂侧下拉

体位:站立位或坐在稳定球上。

第 1 步:将弹力带固定在一个固定物上。

第 2 步:保持肩胛骨的后缩力量,肘伸直将弹力带拉向自己。

第 3 步:慢慢控制让弹力带回缩,保持肩胛骨的后缩力量。

重复:10~15 次。

组数:3~5 组。

频率:每周 3~5 次。

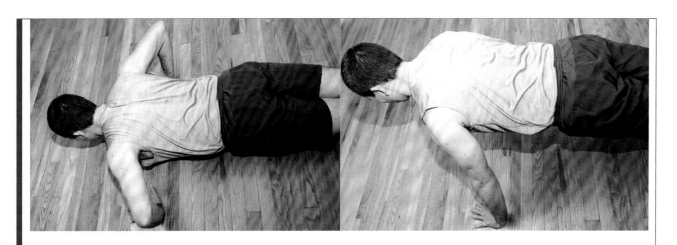

前伸俯卧撑

体位：站立，俯卧撑的体位，或跪位俯卧撑体位。

第 1 步：以俯卧撑的体位依靠在墙上。

第 2 步：激活你的核心。

第 3 步：做俯卧撑。

第 4 步：在俯卧撑的最后阶段，将你的肩胛骨尽可能地向外推（前伸）来增加力量。

重复：10~15 次。

组数：3~5 组。

频率：每周 3~5 次。

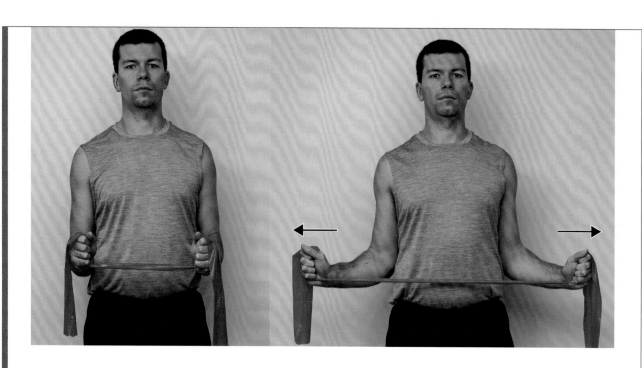

弹力带外旋训练

体位:站立位或坐在训练球上。

第 1 步:使用弹力带或拉力器。

第 2 步:后缩肩胛骨,激活核心肌群。

第 3 步:慢慢地向外旋转手臂,同时肘部保持在身体两侧。

第 4 步:慢慢回到起始位置,保持弹力带或拉力器持续张力。

重复:10 次。

组数:3~5 组。

频率:每周 3~5 次。

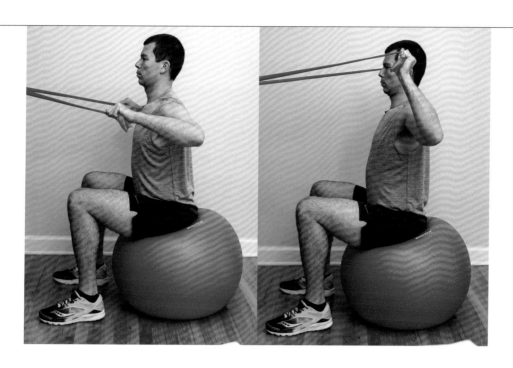

外展下肩关节外旋训练

体位:坐在稳定球上。

第 1 步:将弹力带固定在一个固定物上。

第 2 步:双臂与肩同高,肘部弯曲 90°。

第 3 步:向后旋转你的手,使你的前臂垂直于地面。

第 4 步:慢慢放下你的手,始终保持阻力。

重复:10~15 次。

组数:3~5 组。

频率:每周 3~5 次。

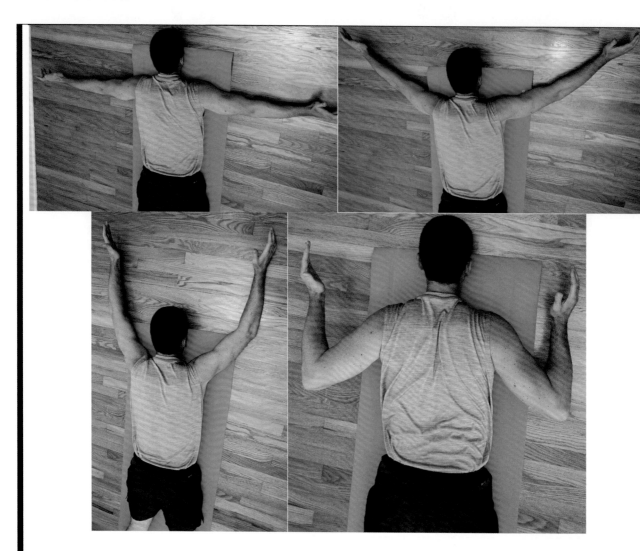

俯卧"T""Y""I""W"

体位:脸朝下趴在地板上,额头下垫块毛巾。

第1步:通过把脐部向脊柱方向拉伸来激活臀肌和腹肌。

第2步:双臂向外伸直,与身体成90°,大拇指朝上,指向天花板,类似字母"T"的动作。

第3步:将肩胛骨向下和向后拉,手臂抬离地面,保持这个姿势直至数到3。

第4步:将手臂逐渐抬高,类似字母"Y"和"I",然后弯曲肘部,将手臂移到一边,形成字母"W"样。

第5步:拇指向上指向天花板,保持"T""Y""I""W"这四个姿势直至数到3。

第6步:调整臀肌、腹肌和肩胛骨,重复以上动作。

重复:3~5次。

组数:2~3组。

频率:每周3~5次。

注意:"T"和"Y"可能是最有价值的训练,应该集中去训练。

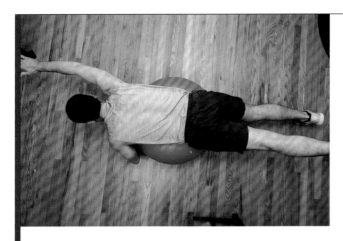

稳定球鸟狗式训练

体位:俯卧在稳定球上。

第 1 步:上胸部趴在球上处于"俯卧撑"姿势。

第 2 步:激活你的核心肌肉。

第 3 步:抬起右臂和左腿,然后回到地面。

第 4 步:轮流抬起左臂和右腿,尽量让躯干保持
　　　　稳定。

重复:10~15 次。

组数:3~5 组。

频率:每周 3~5 次。

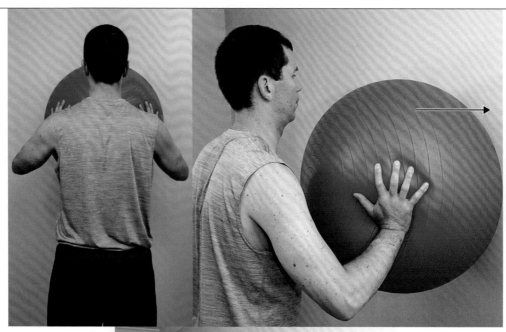

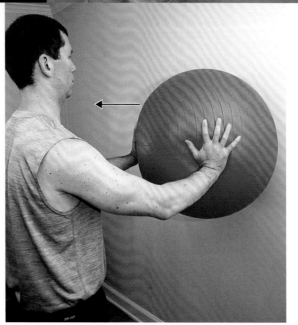

墙上推球俯卧撑

体位：站立位。

第1步：靠着墙上的一个球站立，手臂与肩同高，呈"俯卧撑"姿势。

第2步：激活你的核心。

第3步：单臂或双臂做俯卧撑。

重复：10~15次。

组数：3~5组。

频率：每周3~5次。

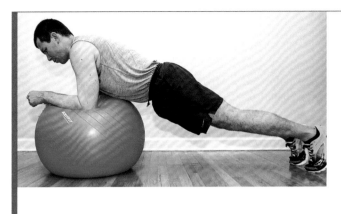

稳定球平板支撑

体位:平板支撑位。

第1步:在稳定球上进行平板支撑的体位。

第2步:激活你的核心。

第3步:坚持30秒。

重复:3~5次。

组数:3~5组。

频率:每周3~5次。

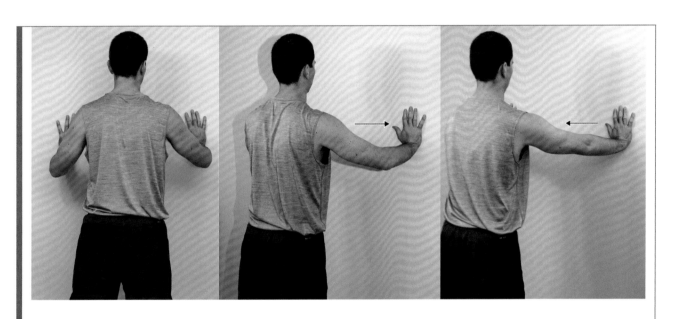

墙壁俯卧撑

体位:站立位。

第1步:离墙6~12英寸(1英寸≈2.54cm)站立,脚可以相互交错(容易)或平行(困难)。

第2步:身体前倾,肘部弯曲,双手保持在肩部以下。

第3步:有控制地将身体前倾。

第4步:做1/2俯卧撑,双手推离墙壁,回到起始位置。

第5步:身体前倾,重复以上动作。

重复:10~15次。

组数:3~5组。

频率:每周3~5次。

2级:为了提升难度,离墙2英尺(1英尺≈30.48cm)站立,做一个完整的俯卧撑。

(张鹏 译)

参考文献

1. Kibler. WB. Shoulder rehabilitation: principles and practice. Med Sci Sports Exerc. 1998; 30(4 Suppl):S40–S50. doi:10.1097/00005768-199804001-00007.

2. Ellenbecker TS, Cools A. Rehabilitation of shoulder impingement syndrome and rotator cuff injuries: an evidence-based review. *Br J Sports Med.* 2010;44(5):319–327. doi:10.1136/bjsm.2009.058875.

3. Cools A, Dewitte V, Lanszweert F, et al. Rehabilitation of scapular muscle balance which exercises to prescribe? *Am J Sports Med.* 2007;35(10):1744–1751. doi:10.1177/0363546507303560.

4. Kibler BW, Sciasia A. Current concepts: scapular dyskinesis. *Br J Sports Med.* 2010;44:300–305. doi:10.1136/bjsm.2009.058834.

5. Morrison DS, Frogameni AD, Woodworth P. Non-operative treatment of subacromial impingement syndrome. *J Bone Joint Surg Am.* 1997;79(5):732–737. doi:10.2106/00004623-199705000-00013.

6. Turgut E, Duzgun I, Baltaci G. Stretching exercises for shoulder impingement syndrome: effects of 6-week program on shoulder tightness, pain and disability status. J Sport Rehabil. 2017;1–20. doi:10.1123/jsr.2016-0182.

7. Haahr JP, Ostergaard S, Dalsgaard J, et al. Exercises versus arthroscopic decompression in patients with subacromial impingement: a randomised, controlled study in 90 cases with a one year follow up. *Ann Rheum Dis.* 2005;64:760–764. doi:10.1136/ard.2004.021188.

8. Beim GM. Acromioclavicular joint injuries. *J Athl Train.* 2000;35:261–267. PubMed PMID: 16558638.

9. Tamai K, Akutsu M, Yano Y. Primary frozen shoulder: brief review of pathology and imaging abnormalities. *J Orthop Sci.* 2014;19(1):1–5. doi:10.1007/s00776-013-0495-x.

第 **2** 章

肘关节损伤的家庭训练计划

John Gallucci,Jr.,Taylor Rossillo

引言

　　肘关节及其支持结构的损伤经常发生,并会导致功能严重丧失,以及因运动、工作、日常生活而耽误治疗时间。结果,工作日损失、医疗费用和工作伤残索赔等经济负担接踵而至。这些损伤可能是急性的,也可能是慢性的,常见于上肢过顶运动员,涉及投掷、击打、发球和扣球等运动[1-4]。然而,近年来,在 30~64 岁的劳动年龄人群中,尤其是体力劳动者,以及现在或从前吸烟者和(或)肥胖人群中,肘部损伤的发生率不断增加[1,2,4]。无论是运动员,如棒球投手或网球选手,还是劳动者,如每天使用锤子和螺丝刀的建筑工人,损伤的机制都可以归结为无论施力与否的手臂的重复运动。

　　肘关节损伤或术后的康复过程是一个多阶段的过程。这个过程从控制疼痛和炎症开始,然后发展到恢复关节活动范围、灵活性、肌力和肌耐力、平衡和本体感觉以及心血管耐力。最终目标是使患者恢复功能、工作和专项体育运动。在此过程中要达到的基准是恢复肘关节和腕关节的完全屈曲和伸展,增加支撑的肌肉系统的力量,如肱二头肌和肱三头肌,以及前臂的屈肌和伸肌[5,6]。

改善性训练计划的目标

早期目标

- 恢复关节活动范围和灵活性
- 开始加强腕屈肌和腕伸肌(肱骨外、内上髁炎)

中期目标

- 继续强化训练,开始离心运动

后期目标

- 如果尚未完成的话继续强化训练,包括离心运动
- 发展近端肌肉和肩胛骨稳定

肱骨外上髁炎

肱骨外上髁炎,又称网球肘、外上髁痛,是运动员与非运动员的常见病。在普通人群中每年的发病率为1%~3%[2,4,7]。肱骨外上髁炎,顾名思义,与网球和单手仰泳密切相关,但是在其他的体育运动,以及需要反复伸腕的职业中也很常见。由于肘关节解剖和生物力学的复杂性,以及缺乏科学证据支持任何治疗方案,因此在最佳治疗方案上缺乏共识。然而,很多从业人员都同意保守的、非手术的治疗计划,包括休息、冰敷、加压、抬高(RICE);非甾体抗炎药(NSAID);手法调整(运动和工作中的人体工程学);以拉伸和更具体的加强前臂伸肌及肩后部肌肉为目的的物理治疗是可以选择的方案,并显示在6~12个月内90%的患者的症状成功得到解决[2-5,7,8]。与向心运动和运动中的拉伸部分增加肌力相比,离心运动更有成效[3]。类固醇注射确实改善了患者的短期预后,但在12个月的时间点上,结果是相同的(与安慰剂相比)[4]。与类固醇注射相比,富含血小板血浆(PRP)注射,有更长的疗效[9]。此外,文献中仅建议对经过6~12个月的保守治疗后无缓解的患者进行手术干预,即约5%的人群[2]。

推荐训练

基础训练

关节活动范围/拉伸/灵活性:拉伸腕屈肌、拉伸腕伸肌、拉伸肱三头肌

中级训练

继续进行基础训练

强化训练:加强握力、向心运动增强腕伸肌、向心运动增强腕屈肌、增强前臂旋前和旋后肌

高级训练

继续进行基础训练和中级训练

强化训练:"泰勒式"扭转、离心运动增强腕伸肌、离心运动增强腕屈肌

本体感觉/功能:前锯肌前冲、肩胛骨后伸

肱骨内上髁炎

肱骨内上髁炎,又称高尔夫球肘、内上髁痛,比肱骨外上髁炎少见,影响不到1%的人群,常由反复用力的屈腕活动导致[4.10]。尽管有"高尔夫球肘"的别名,但这一病理现象在掷球运动员中最为常见,尤其是棒球运动员,肘部的内侧结构承受的压力最大,占所有肘部损伤的97%[4]。肱骨内上髁炎的治疗与上述肱骨外上髁炎的治疗原则相似,保守的非手术治疗是重点。相比之下,肱骨内上髁炎的康复应该集中于腕屈肌[4.11]。

推荐训练

基础训练

关节活动范围/拉伸/灵活性:拉伸腕屈肌、拉伸腕伸肌、拉伸肱三头肌

中级训练

继续进行基础训练

强化训练:加强握力、向心运动增强腕伸肌、向心运动增强腕屈肌、增强前臂旋前和旋后肌

高级训练

继续进行基础训练和中级训练

强化训练:"泰勒式"扭转、离心运动增强腕伸肌、离心运动增强腕屈肌

本体感觉/功能:前锯肌前冲、肩胛骨后伸

韧带扭伤

肘关节韧带扭伤,特别是内侧(尺侧)副韧带,最常发生于运动人群,尤其是上肢过顶运动员或投掷运动员,往往是由过度使用而导致的扭伤[12]。韧带扭伤的治疗,在早期干预和治疗的情况下,通常是根据每个人的需求和损伤程度制订一个保守的、非手术的治疗计划。韧带扭伤未及时治疗发展成韧带完全撕裂或非手术治疗计划失败时,就会采用手术干预(即 Tommy John 手术),延长康复时间。无论是手术还是非手术治疗,康复主要集中在腕、肘、肩关节活动范围,其次是增强肌力和肌耐力、手法调整,以及对运动员(如棒球投手和橄榄球四分卫)进行仔细监督的投掷训练[12.13]。

推荐训练

基础训练

关节活动范围/拉伸/灵活性:拉伸肱二头肌、拉伸肱三头肌、拉伸前臂旋后肌、拉伸前臂旋前肌

中级训练

继续进行基础训练

强化训练:等长运动增强肱二头肌、等长运动增强肱三头肌、加强桡偏和尺偏、向心运动增强腕伸肌、向心运动增强腕屈肌

高级训练

继续进行基础训练和中级训练

强化训练:离心运动增强腕伸肌、离心运动增强腕屈肌

本体感觉/功能:肩关节对角线模式 A、B 型,前锯肌前冲,肩胛骨后伸

肱二头肌远端肌腱病

肱二头肌远端肌腱炎或肌腱病很罕见,尤其是与发生在近端肌腱的损伤发生率相比[4,14,15],这是一种相对不常见的诊断。由于临床诊断不常见,关于其有效的治疗和康复计划的证据很少。最近的研究表明,离心运动对身体其他部位的肌腱病,如跟腱和髌腱有效,这使得临床医生相信离心运动对肱二头肌远端肌腱病也是有利的[14]。部分撕裂和完全撕脱是肱二头肌远端肌腱损伤较为常见的病理改变[4,14]。撕裂伤或撕脱伤后最常采用手术治疗。康复治疗最开始集中于肘关节屈曲、前臂旋前和旋后的被动运动,然后过渡到全关节活动范围的主动运动,以及减少瘢痕组织的形成。然后逐渐引入肌力训练,尤其是离心运动,主要集中于肱二头肌和前臂旋前、旋后肌群[4,14,15]。

推荐训练

基础训练

关节活动范围/拉伸/灵活性:拉伸腕伸肌、拉伸腕屈肌、拉伸肱二头肌、拉伸肱三头肌、拉伸前臂旋后肌、拉伸前臂旋前肌

中级训练

继续进行基础训练

强化训练:等长运动增强肱二头肌、等长运动增强肱三头肌、向心运动增强腕伸肌、向心运动增强腕屈肌、增强前臂旋前肌、增强前臂旋后肌

高级训练

继续进行基础训练和中级训练

强化训练:肱二头肌弯举、牵伸肱三头肌、离心运动增强肱二头肌

本体感觉/功能:肩关节对角线模式 A、B 型,前锯肌前冲,肩胛骨后伸

肘部尺神经病变

　　肘部尺神经病变是仅次于腕管综合征的第二大常见的神经卡压症[16]。最常见于需要长期屈肘的职业中,如果不及时治疗,尺神经病变会导致疼痛和衰弱。治疗包括保守治疗,如夹板固定、物理治疗、活动调整,手术治疗,以及康复治疗[15,16]。康复的重点是通过主动关节活动范围和被动关节活动范围锻炼,增强腕屈肌、腕伸肌、前臂旋前和旋后肌来恢复肩、肘、腕关节的全范围活动。无论如何,应该注意的是,除非患者没有疼痛感,否则不应该进行肌力训练。

推荐训练

基础训练

　　关节活动范围/拉伸/灵活性:拉伸腕伸肌、拉伸腕屈肌、拉伸肱二头肌、拉伸肱三头肌、拉伸前臂旋后肌、拉伸前臂旋前肌、尺神经滑动 1~5

中级训练

继续进行基础训练

　　强化训练:等长运动增强肱二头肌、等长运动增强肱三头肌、增强握力、"泰勒式"扭转

关节活动范围/拉伸/灵活性

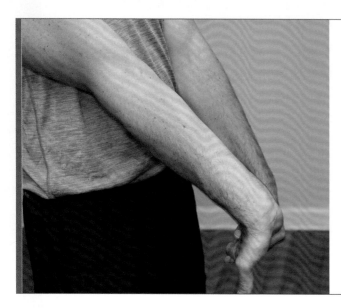

拉伸腕屈肌

体位:站立位。

第1步:手掌朝向天花板,用另一只手抓住手掌侧的手指,慢慢伸直肘部。

第2步:将手指和手腕向下拉,然后向后拉,直到有拉伸的感觉。

重复:保持30秒。

组数:3组,组间休息30秒。

频率:每周3~5次。

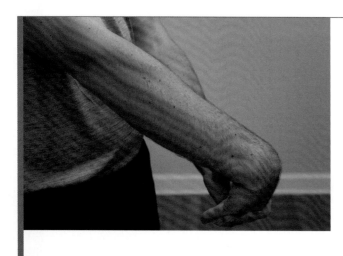

拉伸腕伸肌

体位:站立位。

第1步:手掌朝向地面,抓住手指/手的上面,慢慢伸直肘部。

第2步:将手指和手腕向下拉,然后向自己身体方向拉,直到有拉伸的感觉。

重复:保持30秒。

组数:3组,组间休息30秒。

频率:每周3~5次。

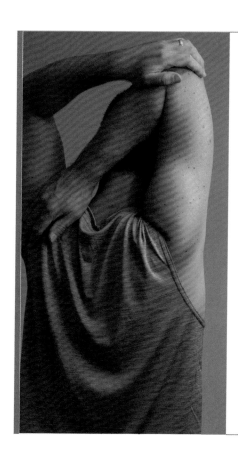

拉伸肱三头肌

体位:站立位或坐位。

第1步:双手上举超过头顶。

第2步:弯曲肘部,直到手放在脑后。

第3步:用另一只手抓住肘部,然后轻拉。

重复:保持30秒。

组数:3组,组间休息30秒。

频率:每周3~5次。

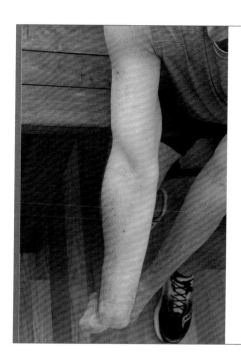

拉伸肱二头肌

体位:坐在椅子上。

第1步:将肘部放在桌子的边缘,手掌朝向天花板。

第2步:在手腕/手部施加向下的力,使肘关节伸直,直到有拉伸的感觉。

重复:保持30秒。

组数:3组,组间休息30秒。

频率:每周3~5次。

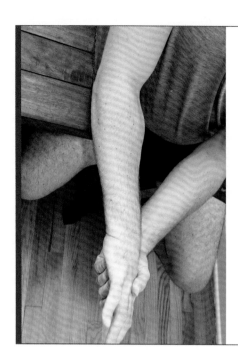

拉伸前臂旋后肌

体位:坐在椅子上。

第1步:屈肘至90°,将手腕放在桌子边缘,手置于中立位。

第2步:用另一只手握住患手,缓慢旋转到手掌侧朝下的位置,直到有拉伸的感觉。

重复:保持30秒。

组数:3组,组间休息30秒。

频率:每周3~5次。

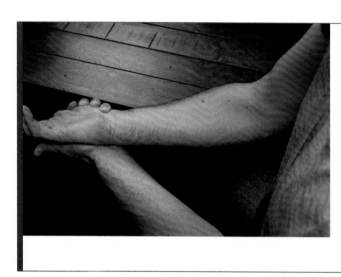

拉伸前臂旋前肌

体位:坐在椅子上。

第1步:屈肘至90°,将手腕放在桌子边缘,手置于中立位。

第2步:用另一只手握住患手,缓慢旋转到手掌侧朝上的位置,直到有拉伸的感觉。

重复:保持30秒。

组数:3组,组间休息30秒。

频率:每周3~5次。

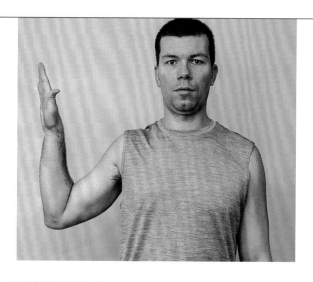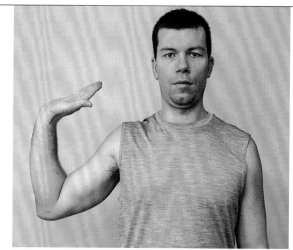

尺神经滑动 1

体位:站立位。

第 1 步:屈肘,手臂向外,手掌朝向外侧。

第 2 步:主动向后屈腕(朝向耳朵)。

第 3 步:伸直手腕至中立位。

重复:10 次。

组数:1 组。

频率:每天 2~3 次,每周 3~4 次。

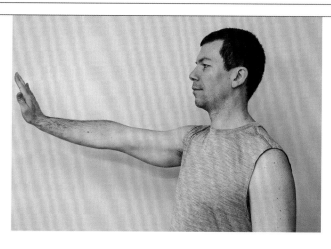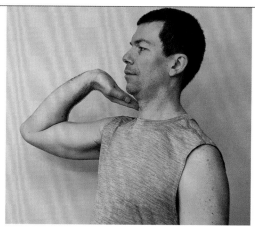

尺神经滑动 2

体位:站立位。

第 1 步:手臂向前伸直,伸腕(手指向上),好像在说"停"。

第 2 步:屈肘 ,然后摸肩。

第 3 步:将手臂伸展到"停"的位置。

重复:10 次。

组数:1 组。

频率:每天 2~3 次,每周 3~4 次。

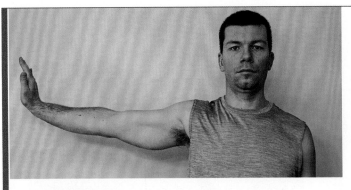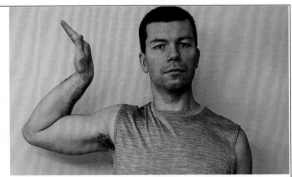

尺神经滑动 3

体位:站立位。

第 1 步:手臂向一侧上举,伸腕,好像在说"停"。

第 2 步:同时将肘部向内弯曲,手腕向外弯曲。

第 3 步:回到开始"停"的位置。

重复:10 次。

组数:1 组。

频率:每天 2~3 次,每周 3~4 次。

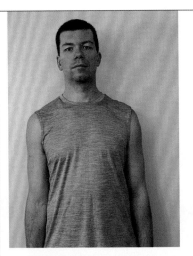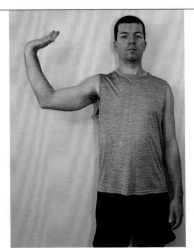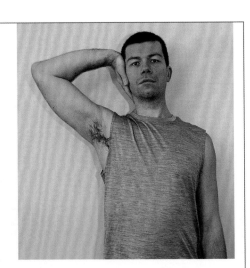

尺神经滑动 4

体位:站立位。

第 1 步:开始时手臂紧贴身体一侧。

第 2 步:手臂向一侧上举,手掌侧朝外。

第 3 步:在中间位置,开始弯曲手臂,目标是够到耳朵。

第 4 步:将手放在耳朵上。

第 5 步:缓慢放下手臂,回到开始位置。

重复:10 次。

组数:1 组。

频率:每天 2~3 次,每周 3~4 次。

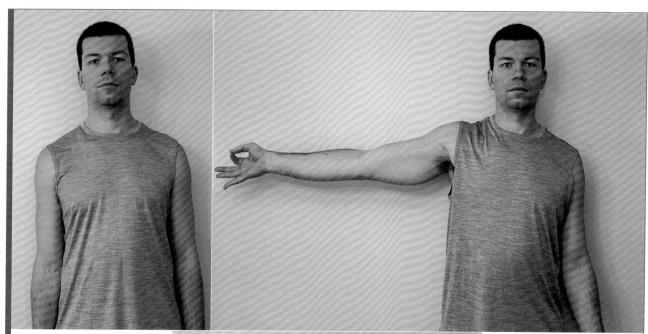

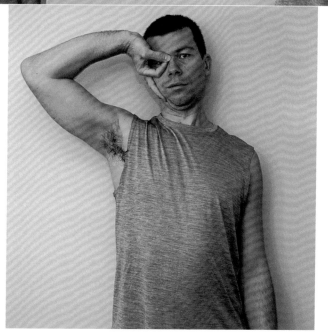

尺神经滑动 5

体位:站立位。

第 1 步:手臂放在身体两侧,拇指触碰示指,做出"OK"的手势。

第 2 步:将伸直的手臂向一侧上举。

第 3 步:在中间位置,朝向脸弯曲手臂。

第 4 步:将"OK"的手势放在脸上,并且用"O"盖住眼睛,其余手指平放在脸颊上。

第 5 步:缓慢放下手臂,回到开始位置。

重复:10 次。

组数:1 组。

频率:每天 2~3 次,每周 3~4 次。

强化训练

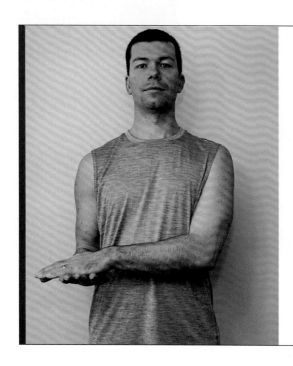

等长运动增强肱二头肌

体位:站立位。

第 1 步:将肘部轻轻压向侧面,手臂屈曲至 90°,手掌侧向上。

第 2 步:将另一只手放在上面。

第 3 步:上面的手施加向下的阻力,同时下面的手向上推。

第 4 步:保持 5~10 秒,然后放松。

重复:10 次。

组数:1 组,组间休息 15 秒。

频率:每周 3~4 次。

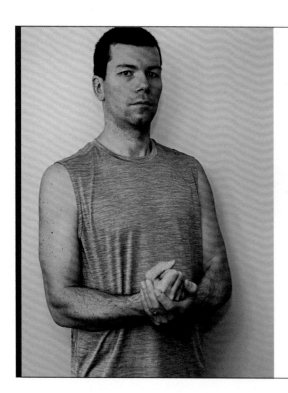

等长运动增强肱三头肌

体位:站立位。

第 1 步:将肘部轻轻压向侧面,手臂屈曲至 90°,手握拳向内。

第 2 步:将另一只手放在下面,并握住。

第 3 步:下面的手施加向上的阻力,同时上面的手向下压。

第 4 步:保持 5~10 秒,然后放松。

重复:10 次。

组数:1 组,组间休息 15 秒。

频率:每周 3~4 次。

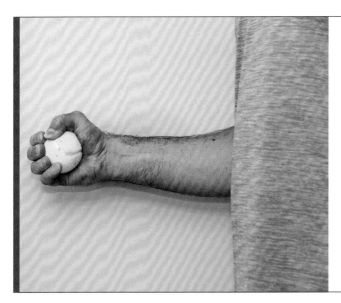

增强握力

体位:坐位或站立位。

捏住橡皮球(或网球),保持60秒,然后放松。

组数:3组,运动和休息比例相同。

频率:每周3~4次。

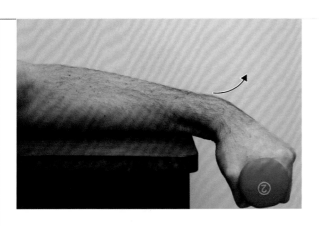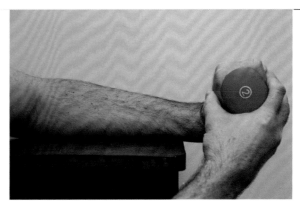

向心运动增强腕伸肌

体位:坐在椅子上。

第1步:屈肘90°,将手腕放在桌子边缘,这样只有手可以移动。

第2步:手拿轻哑铃,手掌朝下。

第3步:缓慢将手腕/手朝天花板上举,保持5秒。

第4步:当到达最远端时,用另一只手将手腕/手放下,放回到开始的位置。

重复:10次。

组数:3组,每组间隔一段时间。

频率:每周3~4次。

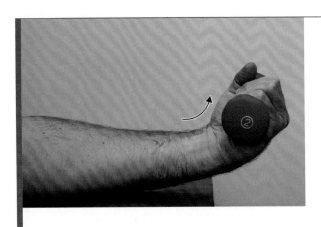

向心运动增强腕屈肌

体位:坐在椅子上。

第1步:屈肘90°,将手腕放在桌子边缘,这样只有手可以移动。

第2步:手握轻哑铃,手掌朝上。

第3步:缓慢将手腕/手朝天花板上举,保持5秒。

第4步:当到达最远端时,用另一只手将手腕/手放下,放回到开始的位置。

重复:10次。

组数:3组,组间休息30秒。

频率:每周3~4次。

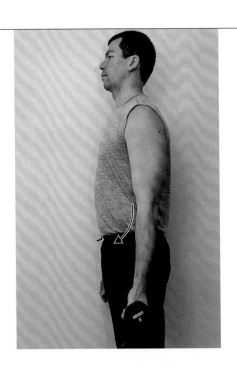
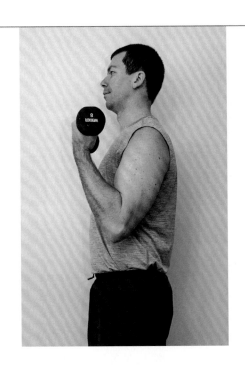

肱二头肌屈曲

体位:站立时双足分开与肩同宽,背部和肘部伸直。

第1步:手握哑铃,手掌远离身体。

第2步:缓慢屈肘,手举哑铃向肩部运动。

重复:10次。

组数:3组,组间休息30秒。

频率:每周3~4次。

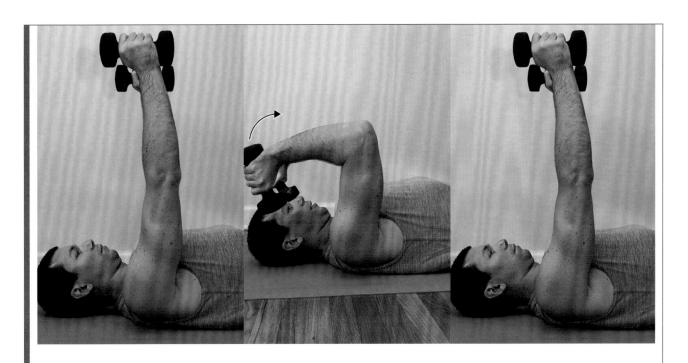

肱三头肌伸展

体位:仰卧位。

第 1 步:完全伸展手臂,使手臂垂直于地板。

第 2 步:手握哑铃,拳心向内。

第 3 步:缓慢放下哑铃,屈肘,靠近耳朵,确保肩部保持不动,肘部收拢。在保持肩部不动的同时,伸展前臂回到开始的位置。

重复:10 次。

组数:3 组,组间休息 30 秒。

频率:每周 3~4 次。

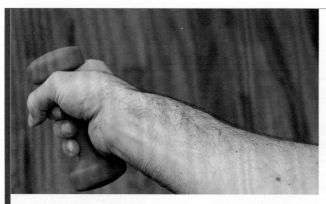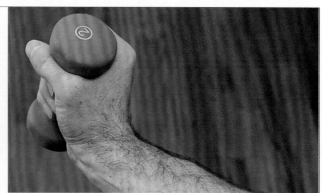

加强桡偏和尺偏

体位:坐在椅子上。

第1步:屈肘至90°,将手腕放在桌子边缘,这样只有手可以移动。

第2步:手拿轻哑铃,拇指朝上。

第3步:手缓慢上下运动,在每个末端保持几秒。

重复:10次。

组数:3组,组间休息30秒。

频率:每周3~4次。

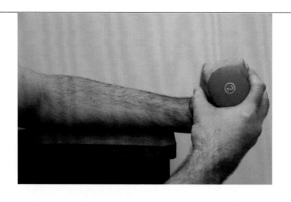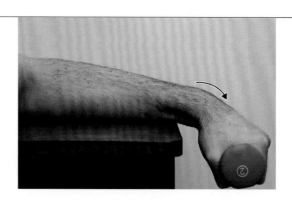

离心运动增强腕伸肌

体位:坐在椅子上。

第1步:屈肘至90°,将手腕放在桌子边缘,这样只有手可以移动。

第2步:手拿轻哑铃,手掌朝下。

第3步:用另一只手,尽可能远地向天花板的方向弯曲手腕/手。

第4步:放开另一只手,缓慢放下手腕/手,保持5秒。

重复:10次。

组数:3组,组间休息30秒。

频率:每周3~4次。

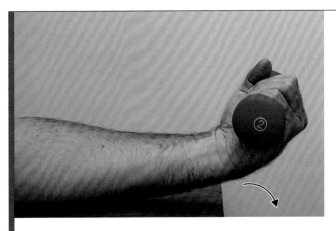

离心运动增强腕屈肌

体位:坐在椅子上。

第1步:屈肘至90°,将手腕放在桌子边缘,这样只有手可以移动。

第2步:手拿轻哑铃,手掌朝上。

第3步:用另一只手,尽可能远地向天花板的方向弯曲手腕/手。

第4步:放开另一只手,缓慢放下手腕/手,保持5秒。

重复:10次。

组数:3组,组间休息30秒。

频率:每周3~4次。

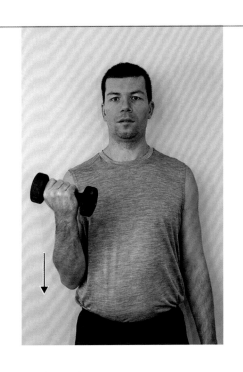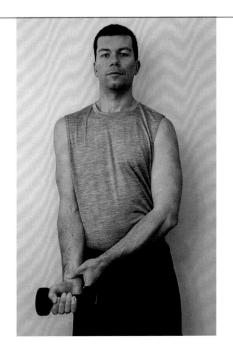

离心运动增强肱二头肌

体位:站立时双足分开与肩同宽,伸直背部,屈肘,手靠近肩部。

第1步:手拿轻哑铃,手掌朝向自己。

第2步:缓慢放下手,直到肘伸直。

第3步:用另一只手把手放回到开始的位置。

重复:10次。

组数:3组,组间休息30秒。

频率:每周3~4次。

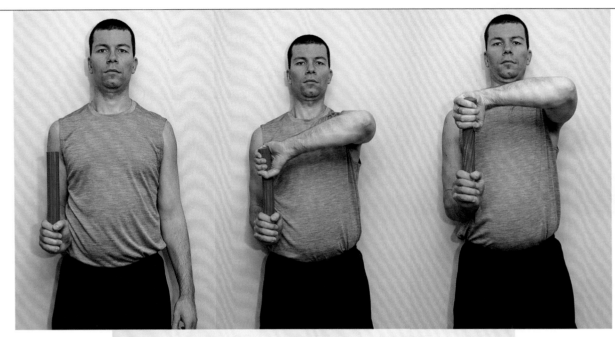

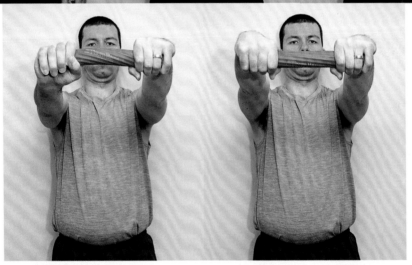

"泰勒式"扭转

体位:站立位。

第1步:手握住赛乐棒,向后弯曲手腕至完全伸展,屈肘放在身体一侧。

第2步:用另一只手,握住赛乐棒的另一端。

第3步:赛乐棒上方的手向远离身体的方向转动,与此同时,保持下方的手腕伸展。

第4步:双臂向前伸出,与地面平行,同时保持赛乐棒扭转。

第5步:缓慢松开赛乐棒,让受累的手腕屈曲。

重复:15 次。

组数:3 组,组间休息 30 秒。

频率:每周 4~5 次。

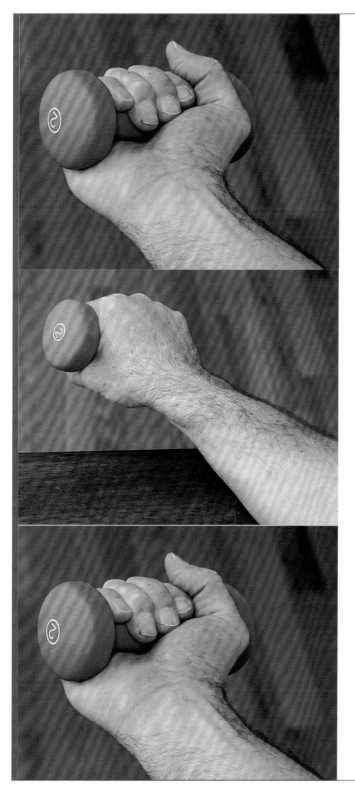

增强前臂旋前、旋后肌

体位:坐在椅子上。

第 1 步:屈肘至 90°,将手腕放在桌子边缘,这样只有手可以移动。

第 2 步:手拿轻哑铃(锤子也可以),拇指朝向前。

第 3 步:缓慢尽力向内旋转手腕,然后尽力向外旋转手腕,在每个末端保持几秒。

重复:10 次。

组数:3 组,组间休息 30 秒。

频率:每周 3~4 次。

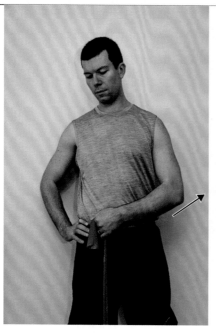 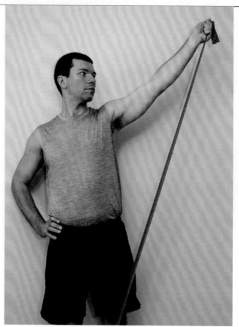

肩关节对角模式 A(D2 屈)

体位：站立时双足分开,与肩同宽。

第1步：手拿带子,在另一侧髋部前面,手掌向内。

第2步：上举手臂,穿过身体中线,在略高于肩部的位置停止,手掌向外。

第3步：缓慢放下手臂,穿过身体中线回到开始的位置。

重复：10 次。

组数：3 组,组间休息 30 秒。

频率：每周 3~4 次。

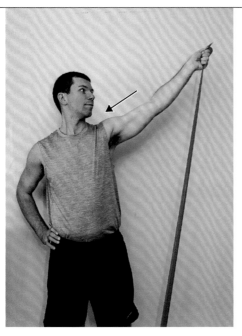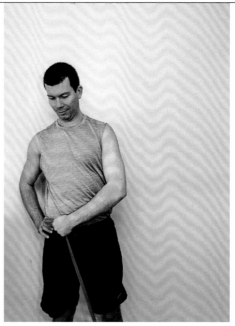

肩关节对角模式 B(D2 伸)

体位:站立时双足分开,与肩同宽。

第 1 步:手拿带子超过头顶,向一侧外伸出,略高于肩部,手掌向外。

第 2 步:放下手臂,穿过身体中线,在髋部旁边的位置停止,手掌向内。

第 3 步:缓慢上举手臂,穿过身体中线回到开始的位置。

重复:10 次。

组数:3 组,组间休息 30 秒。

频率:每周 3~4 次。

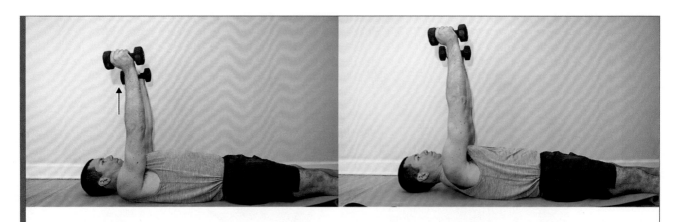

前锯肌前冲

体位：仰卧位。

第 1 步：双臂上举，肘伸直，拳心朝向天花板（也可手握轻哑铃）。

第 2 步：将拳头举向天花板，保持手臂伸直，背部贴地（肩部应该离地几英寸）。

第 3 步：在顶端保持 2 秒，然后缓慢回到开始位置。

重复：10 次。

组数：3 组，组间休息 30 秒。

频率：每周 3~4 次。

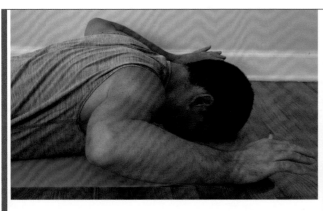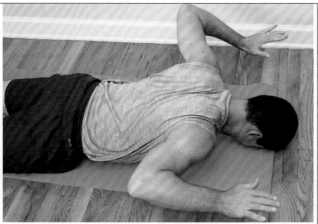

肩胛骨后伸

体位：俯卧位，手臂在身体两侧屈曲 90°。

第 1 步：通过上举手臂和肘部，挤压肩胛骨，保持胸部和前额始终接触地板或桌子。

第 2 步：在顶端保持 2 秒，然后缓慢回到开始位置。

重复：10 次。

组数：3 组，组间休息 30 秒。

频率：每周 3~4 次。

（孙武东 译）

参考文献

1. Shiri R, Viikari-Juntura E, Varonen H, et al. Prevalence and determinants of lateral and medial epicondylitis: a population study. *Am J Epidemiol*. 2006;164(11):1065–1074. doi:10.1093/aje/kwj325.

2. Coombes BK, Bisset L, Vicenzino B. Management of lateral elbow tendinopathy: one size does not fit all. *J Orthop Sports Phys Ther*. 2015;45(11):938–949. doi:10.2519/jospt.2015.5841.

3. Ellenbecker TS, Nirschl R, Renstrom P. Current concepts in examination and treatment of elbow tendon injury. *Sports Health*. 2013;5(2):186–194. doi:10.1177/1941738112464761.

4. Taylor SA, Hannafin JA. Evaluation and management of elbow tendinopathy. *Sports Health*. 2012;4(5):384–393. doi:10.1177/1941738112454651.

5. Wilk KE, Arrigo C, Andrews JR. Rehabilitation of the elbow in the throwing athlete. *J Orthop Sports Phys Ther*. 1993;17(6):305–317. doi:10.2519/jospt.1993.17.6.305.

6. Gallucci J. *Soccer Injury Prevention and Treatment: A Guide to Optimal Performance for Players, Parents and Coaches*. New York, NY: Demos Medical Publishing, LLC; 2014.

7. Howitt SD. Lateral epicondylosis: a case study of conservative care utilizing ART and rehabilitation. *J Can Chiropr Assoc*. 2006;50(3):182–189. doi:0008-3194/2006/182-189.

8. Inagaki K. Current concepts of elbow-joint disorders and their treatment. *J Orthop Sci*. 2013;18(1):1–7. doi:10.1007/s00776-012-0333-6.

9. Peerbooms JC, Sluimer J, Bruijn DJ, et al. Positive effect of an autologous platelet concentrate in lateral epicondylitis in a double-blind randomized controlled trial: platelet-rich plasma versus corticosteroid injection with a 1-year follow-up. *Am J Sports Med*. 2010;38(2):255–262. doi:10.1177/0363546509355445.

10. Descatha A, Leclerc A, Chastang JF, et al. Medial epicondylitis in occupational settings: prevalence, incidence and associated risk factors. *J Occup Environ Med*. 2003;45(9):993–1001. doi:10.1097/01.jom.0000085888.37273.d9.

11. Tyler TF, Nicholas SJ, Schmitt BM, et al. Clinical outcomes of the addition of eccentrics for rehabilitation of previously failed treatments of golfers elbow. *Int J Sports Phys Ther*. 2014;9(3):365–370. PubMed PMID: 24944855.

12. Rahman RKK, Levine WN, Ahmad CS. Elbow medial collateral ligament injuries. *Curr Rev Musculoskelet Med*. 2008;1(3/4):197–204. doi:10.1007/s12178-008-9026-3.

13. Rettig AC, Sherrill C, Snead DS, et al. Nonoperative treatment of ulnar collateral ligament injuries in throwing athletes. *Am J Sports Med*. 2001;29(1):15–17. doi:10.1177/03635465010290010601.

14. Jayaseelan DJ, Magrum EM. Eccentric training for the rehabilitation of a high level wrestler with distal biceps tendinosis: a case report. *Int J Sports Phys Ther*. 2012;7(4):413–424. PubMed PMID: 22893861.

15. Chew ML, Giuffrè BM. Disorders of the distal biceps brachii tendon. *Radiographics*. 2005;25(5):1227–1237. doi:10.1148/rg.255045160.

16. Padua L, Caliandro P, Torre GL, et al. Treatment for ulnar neuropathy at the elbow. *Cochrane Database Syst Rev*. 2007;(2):CD006839. doi:10.1002/14651858.cd006839.

第 **3** 章

腕和手部损伤的家庭训练计划

Julia Doty

引言

　　手部和腕部的肌肉骨骼损伤往往由于手部无法得到充分休息而难以治疗。医生应避免引起症状的动作并阻止任何日常生活活动(ADL)的恶化。对患者进行有关活动调整和人体工程学宣教对处理这些损伤至关重要。无痛的治疗性运动在恢复手部功能方面起着重要的作用。夹板对于症状缓解、休息和支持可能是一个有用的选择。在处理手和腕时,应始终评估近端力量和姿势,并对存在的缺陷进行治疗。减轻疼痛、改善关节活动范围、恢复力量,并恢复所有的 ADL,运动的一般康复原则也适用于手和腕。

改善性训练计划的目标

早期目标

- 恢复关节活动范围和灵活性
- 开始肌腱病的早期强化训练

中期目标

- 开始强化训练和离心训练

后期目标

- 肌力的恢复(包括离心肌力)
- 近端肌肉组织和肩胛骨稳定机制的状况

桡骨茎突狭窄性腱鞘炎

　　不同的时间点恢复不同,然而,对运动的调整、无痛主动关节活动范围(AROM)、肌力训练的宣教应遵循休息/制动的一般原则[1]。建议应用以前臂为基础训练拇指指尖夹板,可使指间关节(IPJ)处于自由状态,从而受累手可得到休息并可无痛使用[1]。教育患者避免拇指桡侧和尺侧的复合屈伸是完全恢复的关键。在组织愈合的过程中,也应该避免诸如抓、捏、扭等活动[2]。运动应该包括无痛AROM内腕的独立屈/伸、拇指指间关节独立屈/伸,以及拇长展肌(APL)和拇短伸肌(EPB)的等长强化训练。当进行训练时只要拇指和手腕处于适当的位置,肘部、肩部和肩胛骨稳定性的近端加强应立即进行[1,2]。APL和拇短伸肌(EPB)的离心强化通常不用于腱鞘炎,因为有引起疼痛和(或)损伤复发的风险[1]。

推荐训练

基础训练

关节活动范围/拉伸/灵活性:腕关节伸展AROM、腕关节屈曲AROM、拇指IPJ独立屈/伸活动

中级训练

继续进行基础训练

强化训练:APL等长强化训练、EPB等长强化训练

高级训练

继续进行基础训练和中级训练

本体感觉/功能:弹力带下屈肘、伸肘、肩胛回缩、肩伸展、肩关节外旋等训练

腕管综合征

腕管综合征(CTS)是最常见的上肢压迫神经疾病。对患者进行有关运动和不良姿势的宣教是至关重要的。应该适当考虑人体功效学,包括椅子的高度、键盘的角度和鼠标的使用[3]。还应指导患者尽量减少重复的手指屈曲,并保持手腕处于一个中立的位置。文献也表明,夜间应用夹板可以缓解轻度CTS患者的症状[3]。腕部中立位夹板可以降低腕管压力,最大限度地增加正中神经的血流量[3]。当手指屈曲或放松时,蚓状肌进入腕管增加腕管压力。掌指关节(MCPJ)处于伸展位和腕部处于中立位的夹板可以防止蚓状肌在手指抓握时进入腕管[3]。只要没有出现刺痛感和麻木的症状,肌腱和神经滑动可以最大限度地使指屈肌和正中神经通过腕管[3-5]。避免重复的抓和捏,如使用镊子、球或钳子。如果指屈肌无力,只要正中神经分布的刺痛感和(或)麻木症状不再出现,就可以开始对受累肌肉进行等长强化训练[3]。

推荐训练

基础训练

关节活动范围/拉伸/灵活性:肌腱滑动、正中神经滑动

高级训练

继续进行基础训练

本体感觉/功能:弹力带下肩胛回缩、肩伸展训练

腕掌骨关节炎

腕掌骨关节炎(CMC OA)的治疗包括关节保护技术的宣教、适应性设备的使用、锻炼、用夹板固定、辅具。运动可以帮助拇指变得更稳定。多关节保护技术和无痛的训练已经证明可以增加 OA 患者的手部功能[6]。应关注关节保护技术,如避免紧捏,特别是侧捏,避免加重 ADL。对合适设备(如组合笔、电动订书机和开罐器)的教育也很重要[6,7]。AROM 训练比捏力训练更有效[6]。伸展和轻柔按摩以扩大底部空间有助于放松内收肌,从而防止拇指内收肌挛缩[6,8]。加强第一骨间背侧可以为腕掌骨关节的稳定提供帮助[6,8]。文献建议不要重复进行抓握和夹捏的强化训练,并强调所有的治疗性运动都应该是无痛的,避免畸形[6-8]。有许多预制的和定制的夹板选择在休息和功能使用期间为腕掌骨关节提供支持并缓解疼痛[6-8]。

推荐训练

基础训练

关节活动范围/拉伸/灵活性:拇指对位、拇指内收肌按摩、"C"字运动、虎口部牵伸

高级训练

继续进行基础训练

强化训练:第一骨间肌背侧强化训练

尺侧腕伸肌肌腱病

尺骨侧腕关节损伤常见于高尔夫球、曲棍球、棒球等运动中,以及球拍类运动,如网球。尺侧腕伸肌(ECU)肌腱病可应用前臂为基础的尺骨沟夹板来处理,以便受累部位得到休息,并帮助减轻症状[1]。运动应包括无痛等长运动,然后进行离心运动[1,9]。ECU 的等长收缩在腕关节中立位抵抗拇指的桡侧外展和前臂旋后,在文献中描述为 ECU 的协同试验,也是 ECU 再宣教的一种有益方法[10,11]。由于 ECU 是完全旋后的腕伸肌,以及完全旋前的腕尺偏肌,一旦疼痛消失,就应该开始训练这些位置的肌力[11]。近端强化训练也应纳入。应指导患者避免重复尺偏、合并旋后位的尺偏,以及使用鼠标和键盘来促进中立手腕的正确人体功效学[1]。目前的文献表明,如果 ECU 肌腱有任何半脱位的症状,应避免同时旋后和屈腕[12]。

推荐训练

基础训练

　　强化训练:ECU 等长强化训练、ECU 协同运动、腕伸肌向心强化训练、尺偏强化训练

中级训练

继续进行基础训练

　　强化训练:腕伸肌离心强化训练

高级训练

继续进行基础训练和中级训练

　　本体感觉/功能:弹力带下肩胛回缩、肩伸展、肩关节外旋训练

关节活动范围/拉伸/灵活性

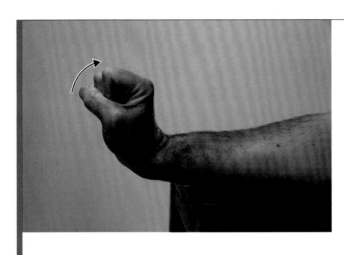

腕关节伸展主动活动范围训练

体位:坐位。

第1步:手掌向下,把前臂放在桌子上,抬腕时缓慢将手握成拳。

第2步:坚持 3~5 秒。

重复:5 次。

组数:2 组。

频率:每天 2~3 次。

注意:该练习应是无痛的。

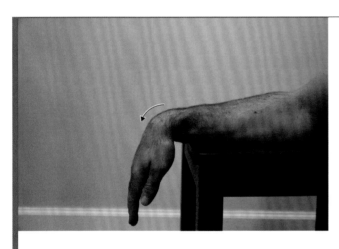

腕关节屈曲主动活动范围训练

体位:坐位。

第1步:手掌向下,手腕向地板弯曲,手指放松,前臂放在桌子上。

第2步:坚持 3~5 秒。

重复:5 次。

组数:2 组。

频率:每天 2~3 次。

注意:该练习应是无痛的。

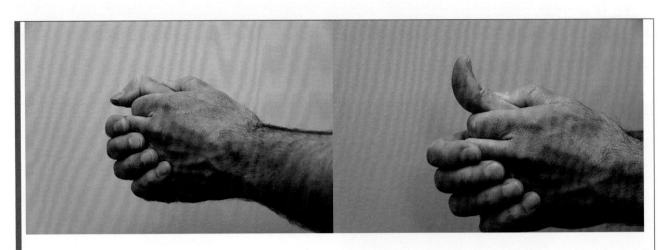

拇指指间关节独立屈/伸

体位:坐位。

第 1 步:用另一只手握住拇指指间关节的下方。

第 2 步:拇指向下弯曲,保持 3~5 秒。

第 3 步:伸直拇指尖,保持 3~5 秒。

重复:5 次。

组数:2 组。

频率:每天 2~3 次。

注意:该练习应是无痛的。

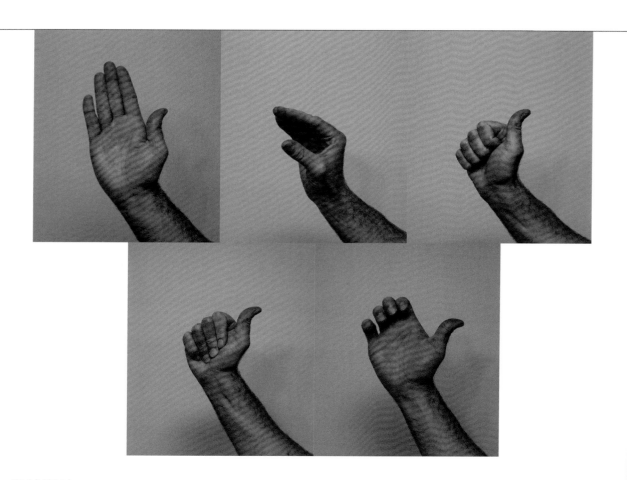

肌腱滑动

体位:坐位。

第 1 步:保持手腕伸直。

第 2 步:从位置 1 开始,在移动到下一个位置之前,每个位置重复 1 次。

第 3 步:保持每个姿势 3~5 秒。

重复:每个姿势依次做 3~5 次。

组数:1 组。

频率:每天 2~3 次。

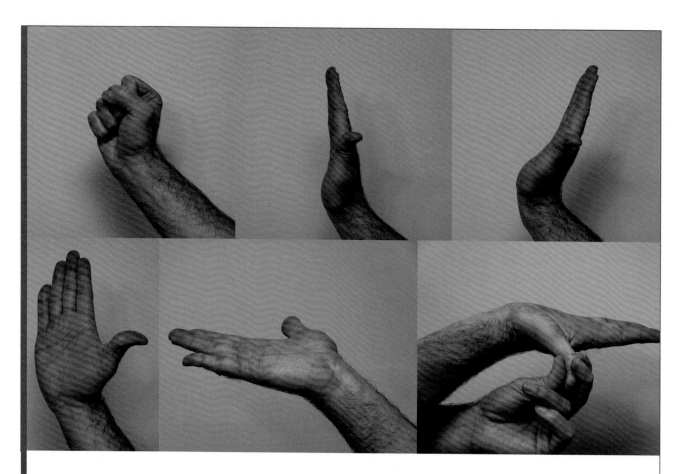

正中神经滑动

体位:坐位(屈曲手指和拇指,同时保持手腕伸直)。

第1步:握拳。

第2步:张开手指,拇指放松,手腕伸直。

第3步:手腕向后,拇指放松。

第4步:拇指向后,手腕和手指向后(伸展)。

第5步:手掌朝向天花板,这时可看到自己的手掌,保持手腕、拇指和其他手指向后。

第6步:用另一只手轻轻地把拇指向后拉。

第7步:保持上述姿势各3~5秒。

重复:每个部位依次做3~5次。

组数:1组。

频率:每天2~3次。

注意:该练习不应该引起刺痛或麻木。

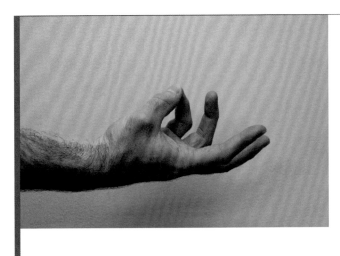

拇指对位

体位:坐位。

第1步:弯曲掌指关节,用拇指指尖轻触其他每根手指的指尖,形成"O"形。

第2步:坚持5秒。

重复:5次。

组数:2组。

频率:每天2~3次。

注意:该练习应是无痛的。

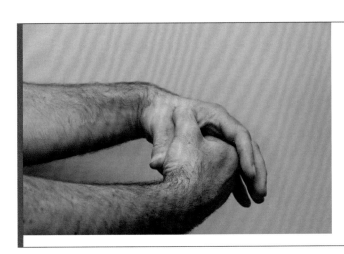

拇指内收肌按摩

体位:坐位。

第1步:轻轻按摩示指和拇指之间的肌肉。

第2步:保持这个姿势,直到肌肉变软,以及示指和拇指之间的空间变宽。

第3步:坚持3~5分钟。

频率:每天2~3次。

注意:该练习应是无痛的。

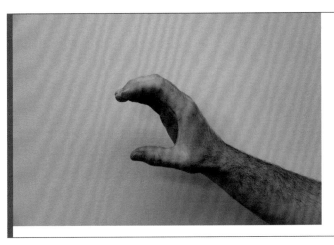

"C"字运动

体位:坐位。

第1步:用拇指和其他手指慢慢地做出"C"字形。

第2步:坚持5秒。

重复:5次。

组数:2组。

频率:每天2~3次。

注意:该练习应是无痛的。

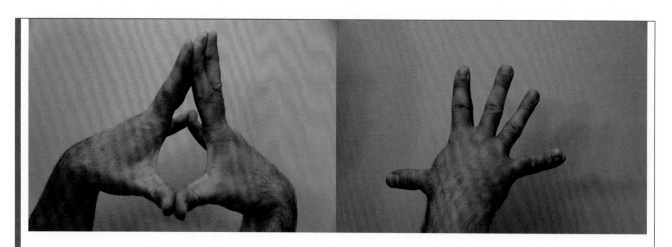

虎口部牵伸

体位：坐位。

第1步：双手示指、中指、无名指和小指的指尖相对。

第2步：张开拇指，试着扩大拇指和示指之间的空间。

第3步：坚持5~10秒。

重复：5次。

组数：2组。

频率：每天2~3次。

注意：该练习应是无痛的。

强化训练

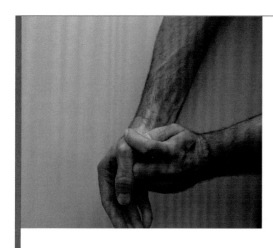

拇长展肌等长强化训练

体位:坐位。

第1步:将示指置于拇指中间关节下方。

第2步:非受累的示指应该轻柔地上下按压。

第3步:轻轻地把拇指分开,然后抬起。

第4步:坚持3~5秒。

重复:5次。

组数:2组。

频率:每天2~3次。

注意:该练习应是无痛的。

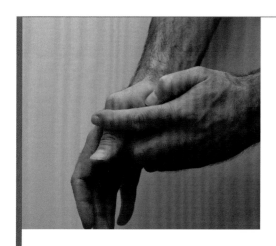

拇短伸肌等长强化训练

体位:坐位。

第1步:将非受累示指放在受累拇指的后面,正好在中间关节上方。

第2步:非受累的示指将拇指向下推至手掌处,施加轻微的压力。

第3步:轻轻地试着抬起拇指的掌指关节。

第4步:坚持3~5秒。

重复:5次。

组数:2组。

频率:每天2~3次。

注意:该练习应是无痛的。

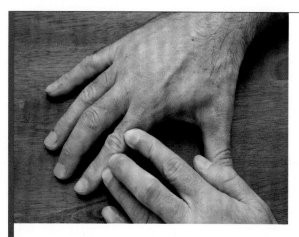

第一骨间肌背侧强化训练

体位:坐位。

第1步:手指伸展,掌侧在下。

第2步:向拇指方向移动示指并远离中指。

第3步:用另一只手向中指的方向对示指施加阻力(寻找肌肉隆起的部位)。

第4步:保持5秒。

第5步:慢慢放松。

重复:5次。

组数:2组。

频率:每天2~3次。

注意:该练习应是无痛的。

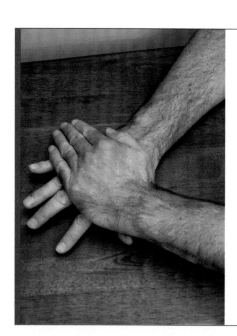

尺侧腕伸肌等长强化训练

体位:坐位。

第1步:手掌向下放在桌上支撑。

第2步:将非受累手放在患手上,小指在下并轻轻地将手按下去。

第3步:缓慢地抬起患侧手腕并向尺侧移动(做腕背伸、尺偏)。

第4步:维持3~5秒。

重复:5次。

组数:2组。

频率:每天2~3次。

注意:该练习应是无痛的。

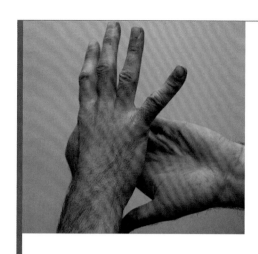

尺侧腕伸肌协同训练

体位:坐位。

第1步:将肘部放在桌上,掌面向上,腕伸直。

第2步:用非受累手将拇指轻轻地向小指方向推动(做屈指动作)。

第3步:缓慢地将患侧拇指远离小指(做伸指动作)。

第4步:维持 3~5 秒。

重复:5 次。

组数:2 组。

频率:每天 2~3 次。

注意:该练习应是无痛的。

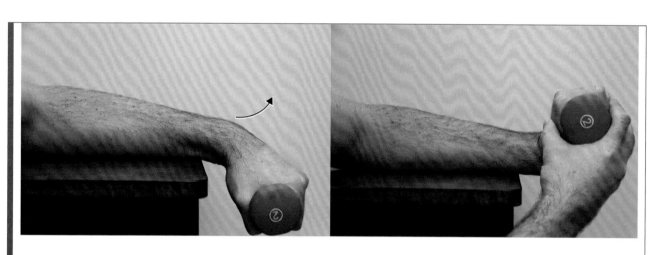

腕伸肌向心强化训练

体位:坐位。

第1步:屈肘 90°,将手腕放在桌子边缘,仅使手可以活动。

第2步:手掌向下并持一重物。

第3步:慢慢地将手腕/手向上举向天花板(腕背伸)持续 5 秒。

第4步:当手腕达到最高点时,用另一只手将手放回至起始位置。

重复:10 次。

组数:3 组,组间休息 30 秒。

频率:每周 3~4 次。

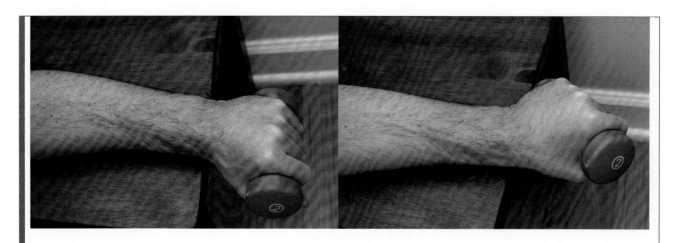

腕尺偏强化训练

体位:坐位。

第1步:肘部放松,与身体一侧成90°,掌心向下。

第2步:手持重物,轻轻地向小指方向移动手腕(尺偏)。

第3步:保持3~5秒。

第4步:向拇指方向移动手腕回到初始位置。

重复:5次。

组数:2组。

频率:每天2~3次。

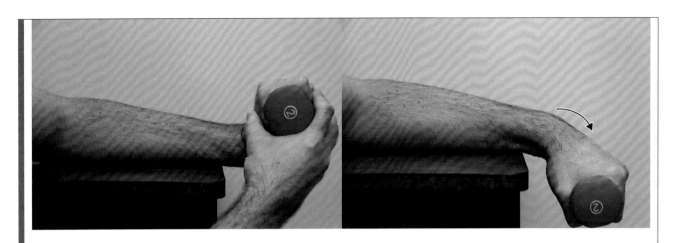

腕伸肌离心强化训练

体位:坐位。

第1步:屈肘90°,将手腕放在桌子边缘,仅使手可以活动。

第2步:手掌向下并持一重物。

第3步:用另一只手将被训练腕/手尽可能向上举到最高点(保持在腕背伸位)。

第4步:放开手,使腕/手缓慢向下移动持续5秒。

重复:10次。

组数:3组,组间休息30秒。

频率:每周3~4次。

注意:该练习应是无痛的。

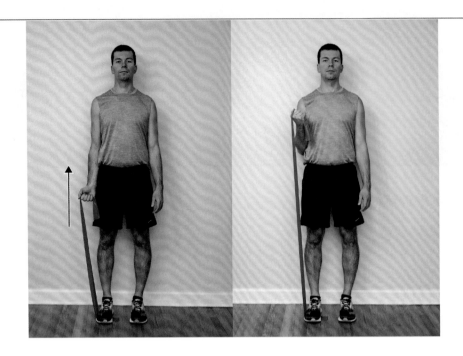

弹力带下屈肘

体位：站立位。

第1步：将弹力带牢固地踩在足下。

第2步：缓慢屈肘并保持腕伸直。

第3步：维持2~3秒后缓慢回到初始位置。

重复：10次。

组数：2~3组

频率：每周3~4次。

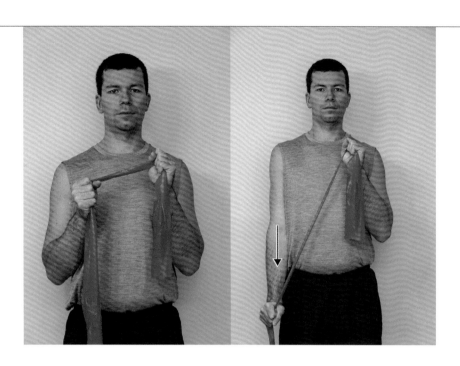

弹力带下伸肘

体位:站立位。

第1步:双手握住弹力带。

第2步:向地面方向缓慢伸直肘并保持腕伸直。

第3步:维持 2~3 秒。

第4步:缓慢将肘回到初始位置。

重复:10 次。

组数:2~3 组。

频率:每周 3~4 次。

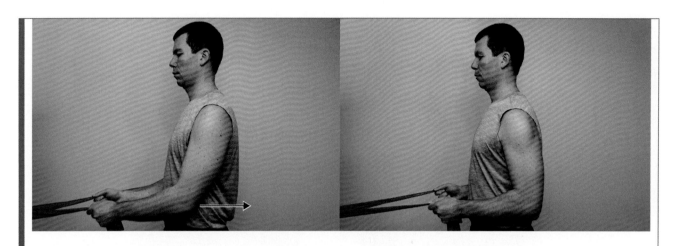

弹力带下肩胛回缩

体位:站立位。

第1步:将弹力带系在一个坚固的物体上。

第2步:双手握住弹力带,手腕伸直,肘部弯曲。

第3步:将手臂向两侧向后拉,挤压肩胛骨。

第4步:维持 3~5 秒,然后放松。

重复:10 次。

组数:2~3 组。

频率:每周 3~4 次。

注意:该练习应是无痛的。

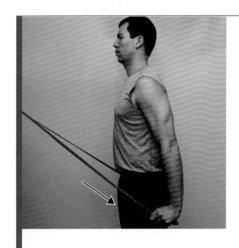

弹力带下肩伸展

体位:站立位。

第1步:将弹力带系在一个坚固的物体上。

第2步:双手握住弹力带,手臂放在身体前面,保持肘部和手腕伸直。

第3步:将弹力带向下拉向你,挤压肩胛骨。

第4步:维持 3~5 秒,然后放松。

重复:10 次。

组数:2~3 组。

频率:每周 3~4 次。

注意:该练习应是无痛的。

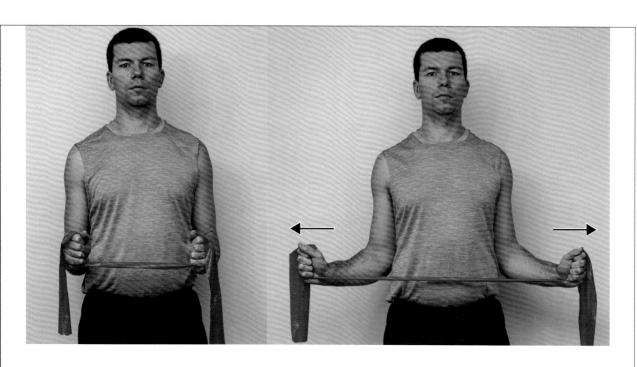

弹力带下肩关节外旋

体位:站立位或坐在健身球上。

第1步:使用弹力带或绳索器械。

第2步:激活核心肌群时,挤压肩胛骨。

第3步:慢慢地向外旋转手臂,肘部保持在身体两侧。

第4步:缓慢回到初始位置,保持弹力带或绳索器械的恒定张力。

重复:10次。

组数:3~5组。

频率:每周3~5次。

注意:该练习应是无痛的。

宣教/预防措施/改良的活动

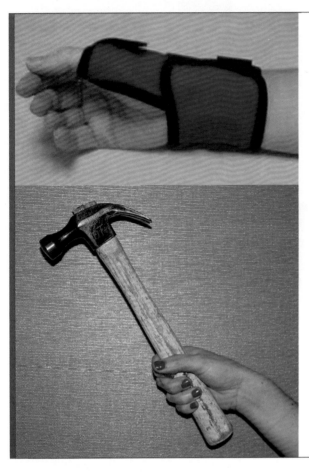

桡骨茎突狭窄性腱鞘炎

1.用夹板固定保证休息和缓解疼痛。

2.避免拇指屈曲和尺偏。

3.避免引起疼痛的活动或动作。

4.避免紧握、挤压和扭曲。

[Photo: 16.5 of *Therapeutic Programs of Musculoskeletal Disorders*, Wyss and Patel (Eds.)]

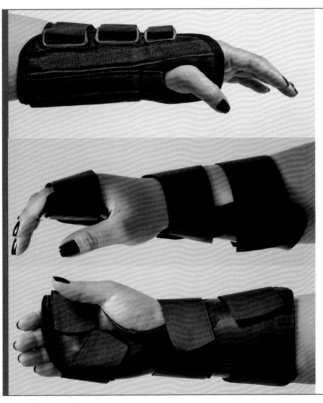

腕管综合征

腕夹板

避免做使症状加重的事情。

其中包括：

• 用力抓和(或)捏腻子、夹具、球类。

• 重复屈指：长时间的活动后多休息。

• 保持手腕在相同的位置进行伸展。

[Photo: 17.3 and 17.4 of *Therapeutic Programs of Musculoskeletal Disorders*, Wyss and Patel (Eds.)]

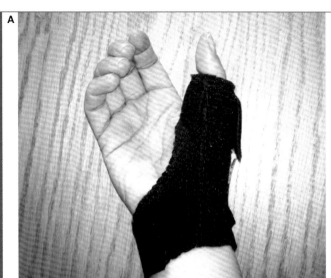 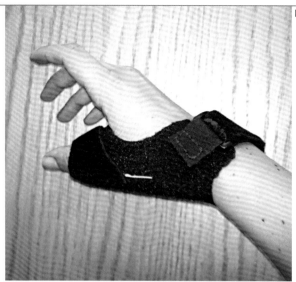
腕掌骨关节炎

1.夹板可提供支撑并缓解疼痛。

2.避免紧捏,特别是侧捏。

3.适当休息。

4.使用工具或物品来帮助组装物品,如钢笔、刷子、钥匙、电动订书机和开罐器。

5.避免引起疼痛的活动或动作。

[Photo: 18.5 of *Therapeutic Programs of Musculoskeletal Disorders*, Wyss and Patel (Eds.)]

尺骨腕伸肌肌腱病

1.用夹板固定保证休息和缓解疼痛。

2.避免尺偏(手腕向小指弯曲)或引起疼痛的动作。

3.人体功效学:使用键盘和鼠标来促进中立手腕。

(赵祥虎　译)

参考文献

1. Cooper C. Elbow, wrist and hand tendinopathies. In: Cooper C, ed. *Fundamentals of Hand Therapy: Clinical Reasoning and Treatment Guidelines for Common Diagnoses of the Upper Extremity*. 2nd ed. St. Louis, MO: Mosby; 2014:383–390.

2. Ilyas AM. Nonsurgical treatment for DeQuervain's tenosynovitis. *J Hand Surg*. 2009;34: 928–929. doi:10.1016/j.jhsa.2008.12.030.

3. Evan R. Therapist's management of carpal tunnel syndrome: practical approach. In: Osterman AL, Skirven TM, Fedorczyk JM, et al, eds. *Rehabilitation of the Hand and Upper Extremity*. Philadelphia, PA: Elsevier; 2011:666–677.

4. Akalin E, El O, Senocak O, et al. Treatment of carpal tunnel syndrome with nerve and tendon gliding exercises. *Am J Phys Med Rehabil*. 2002;81(2):108–113. doi:10.1097/00002060-200202000-00006.

5. Echigo A, Aoki, M, Ishiai S, et al. The excursion of the median nerve during nerve gliding exercise: an observation with high-resolution ultra-sonography. *J Hand Ther*. 2008;21(3): 221–228. doi:10.1197/j.jht.2007.11.001.

6. Beasley J. Arthritis. In: Cooper C, ed. *Fundamentals of Hand Therapy: Clinical Reasoning and Treatment Guidelines for Common Diagnoses of the Upper Extremity*. 2nd ed. St. Louis, MO: Mosby; 2014:457–478.

7. Melvin, JL. Therapist's management of osteoarthritis in the hand. In: Mackin EJ, Callahan AD, Skirven TM, et al, eds. *Rehabilitation of the Hand and Upper Extremity*. 5th ed. St. Louis, MO: Mosby; 2002:1646–1663.

8. Albrecht J. *Caring for the Painful Thumb: More Than a Splint*. North Mankato, MN: Corporate Graphics; 2015.

9. Avery D, Rodner CM, Edgar CM. Sports-related wrist and hand injuries: a review. *J Orthop Surg Res*. 2016;11(1):99–114. doi:10.1186/s13018-016-0432-8.

10. Kaplan FTD. Examination of the ulnar wrist. In: Greenberg JA, ed. *Ulnar Sided Wrist Pain: A Master Skills Publication*. Chicago, IL: American Society for Surgery of the Hand; 2013:33–44.

11. Ghatan AC, Puri SG, Morse KW, et al. Relative contribution of the subsheath to extensor carpi ulnaris stability: implications for surgical reconstruction and rehabilitation. *J Hand Surg Am*. 2016;41(2):225–232. doi:10.1016/j.jhsa.2015.10.024.

12. Rutland RT, Hogan CJ. The ECU synergy test: an aid to diagnose ECU tendinitis. *J Hand Surg Am*. 2008;33A:1777–1782. doi:10.1016/j.jhsa.2008.08.018.

第 **4** 章

髋关节损伤的家庭训练计划

Jessica Hettler, Astrid DiVincent

引言

髋关节是人体第二大关节,容易受到各种创伤性和非创伤性应力的影响。髋关节复合体由髋关节和骨盆带组成,并在步行中起主要作用[1]。作为下肢和躯干的唯一连接,髋关节复合体在步态、转移和姿势的维持过程中对稳定性和灵活性都有要求。在腰痛、膝关节病变和慢性踝关节扭伤的患者中发现,其髋关节伸肌和外展肌的肌耐力差和募集迟缓[2]。

常见的髋关节病变包括髋关节骨性关节炎、髂腰肌肌腱病/滑囊炎、大转子疼痛综合征、腘绳肌拉伤和肌腱病、髋关节撞击综合征和上关节盂唇撕裂。治疗这些疾病的病理改变需要进行彻底检查,以确定是否有结构性损伤和整个动力链的功能限制,根据具体问题具体分析的原则选择干预措施。

髋关节康复指南应侧重于临床进展。早期康复应着眼于疼痛的减轻、关节活动性和灵活性的恢复,以及整体本体感觉和运动知觉的恢复。患者应该加强单个关节的强化训练以及核心稳定的训练,同时向单侧负重进阶。一旦患者通过功能性运动表现出更好的运动能力(如功能性下蹲和单腿站立等),他们就可以进行更多的增强式和灵敏度训练,以便能安全地进行活动。

改善性训练计划的目标

早期目标

- 恢复关节活动范围和灵活性
- 开始骨盆带和核心能力的强化训练

中期目标

- 继续骨盆带和核心能力的强化训练

- 本体感觉的改善

后期目标

- 骨盆带和核心肌力的恢复
- 本体感觉和功能运动的恢复

髋关节骨性关节炎

文献中缺乏证据支持特定运动对髋关节骨性关节炎患者的疼痛、功能和生活质量产生影响。然而，根据渥太华小组的说法，"肌力训练在短期内(8~12周)对疼痛、残疾、身体功能、僵硬和关节活动范围有最好的改善效果"[3]。有氧训练，如走路、游泳或骑自行车，有助于提高髋关节活动范围，使关节液中的营养物质到达相对无血管分布的关节软骨，这一过程被称为浸润。它还可以改善躯体健康，而且应该被纳入髋关节骨性关节炎的治疗方案中[4]。由于这种情况退行性的本质，通过多平面髋关节强化以及腰骨盆稳定训练提高髋关节的稳定性就显得十分重要。髋关节骨性关节炎患者往往会随着病情的发展而导致髋关节伸展的活动范围变小[4]。治疗应着重于通过屈肌和股四头肌的牵伸以及激活臀肌来预防这种缺陷，以维持正常的步态模式。

推荐训练

基础训练

关节活动范围/拉伸/灵活性：腘绳肌牵伸、俯卧股四头肌牵伸、髋关节内外旋肌牵伸、髋屈肌牵伸或双关节髋屈肌牵伸、四点支撑训练

强化训练：臀肌等长训练、俯卧髋关节伸展、侧卧靠墙髋外展

中级训练

继续进行基础训练

强化训练：下蹲、桥式运动

高级训练

继续进行基础训练和中级训练

强化训练：向前上台阶、向前下台阶

本体感觉/功能：单腿平衡

髂腰肌肌腱病/滑囊炎

髂腰肌肌腱病、髂腰肌滑囊炎、弹响髋和髂腰肌撞击都可以被归类为"髂腰肌综合征"，因为它们往往难以区分，并且通常同时发生[5,6]。该综合征常见于舞者和跑步者，骨盆和囊之间肌腱的重复运动，以及完成某些活动时极限的活动范围导致了此类症状的出现[5]。早期，建议通过活动调节来减少受刺激组织的恶化；接着，髂腰肌应该逐渐从仰卧位时屈

髋训练过渡到坐位时屈髋屈膝,最后到站立位在可承受范围内行走[6]。由于髂腰肌过紧或短缩,髂腰肌综合征患者会在步行时表现为髋后伸不足。确保髋屈肌牵伸,以及肌筋膜的松解是治疗计划的一部分。核心稳定性受损应通过四点支撑的渐进式、上肢运动来强化核心稳定。最后,利用平板支撑和侧桥训练,以确保所有功能位的最大骨盆控制[6]。Johnston 等人的研究显示,在这些人群中,多个体位下臀大肌和深层外旋肌强化训练可以提高运动水平,恢复运动[7]。一旦核心稳定性和臀肌力量得到改善,即可以通过单腿站立和单腿下蹲来使对侧肢体不负重,可以改善动态髋关节稳定性。

推荐训练

基础训练

关节活动范围/拉伸/灵活性:腘绳肌牵伸、俯卧股四头肌牵伸、髋关节内外旋肌牵伸、髋屈肌牵伸或双关节髋屈肌牵伸、髂胫束(ITB)牵伸、泡沫轴滚髋部

强化训练:臀肌等长训练、俯卧髋关节伸展、侧卧靠墙髋外展

中级训练

继续进行基础训练

强化训练:下蹲、桥式运动、蚌式运动、髋关节钟摆运动

本体感觉/功能:单腿平衡

高级训练

继续进行基础训练和中级训练

强化训练:魔鬼步、侧平板支撑、向前上台阶、向前下台阶

本体感觉/功能:燕式平衡、单腿下蹲

大转子疼痛综合征

大转子疼痛综合征(GTPS)需要对静态运动和动态运动进行良好的评估,以确定功能障碍区域。文献显示,当该综合征静态发生时,患者会出现站立姿势不佳、臀部下垂、体重转移至一条腿,并伴有 Trendelenburg 征阳性。在动态体位下,患者表现为在向前下楼梯时骨盆外侧控制不稳以及缺乏控制内收的能力。这将导致关节处产生更高的张力和压缩载荷[8-10]。

通过髋关节的深层旋转肌群来确定大腿中部到远端的触发点是解决软组织抑制的重要途径。泡沫轴是很好的自我软组织激活工具,但应避免在髂胫束上直接滚动,以防止受影响区域的压缩载荷增加[11]。肌肉力量训练应着重于臀中肌和臀大肌。臀中肌在步行的支撑相中对稳定骨盆有重要作用,也是主要的髋外展肌。臀大肌是重要的髋伸肌和髋外旋肌。它将有助于身体爆发式向上运动的完成以及运动中的转向[6,8,10,12]。离心肌训练很重要,但很少有证据能证实臀中肌的离心作用。这种在延长肌腱单位的同时增强肌力的概念与退行性肌腱炎导致肌腱受损有关[6]。

推荐训练

基础训练

关节活动范围/拉伸/灵活性:腘绳肌牵伸、俯卧股四头肌牵伸、髋关节内外旋肌牵伸、髋屈肌牵伸或双关节髋屈肌牵伸、泡沫轴滚髋部

强化训练:臀肌等长训练、俯卧髋关节伸展、侧卧靠墙髋外展

中级训练

继续进行基础训练

强化训练:下蹲、桥式运动、蚌式运动、髋关节钟摆运动、髋铰链模式下行走

本体感觉/功能:单腿平衡

高级训练

继续进行基础训练和中级训练

强化训练:魔鬼步、向前下台阶

本体感觉/功能:燕式平衡

腘绳肌拉伤和肌腱病

腘绳肌拉伤和慢性肌腱病常见于远距离跑步者和需要转向的运动中[13,14]。在矢状面运动中,腘绳肌在跑步中的主要功能是在最后摆动相离心运动中减缓膝关节伸展[14]。不幸的是,这些损伤有很高的复发率,所以加强受损肌肉的肌力、恢复正常的灵活性和改善功能性运动模式很重要[13]。康复应着重于解决动力链和恢复腘绳肌及周围肌群正常关节活动范围和力量。研究表明,臀大肌无力会在腘绳肌近端产生过多载荷,臀中肌无力可导致对侧髋关节下降及过度髋内收[14]。患者可从躯干稳定性训练、臀大肌和臀中肌的力量训练以及其他运动链的活动中受益。

推荐训练

基础训练

关节活动范围/拉伸/灵活性:腘绳肌牵伸、俯卧股四头肌牵伸、髋关节内外旋肌牵伸、髋屈肌牵伸或双关节髋屈肌牵伸、四点支撑训练、泡沫轴滚髋部

强化训练:腘绳肌等长训练

中级训练

继续进行基础训练

强化训练:下蹲、桥式运动

高级训练

继续进行基础训练和中级训练

强化训练：腘绳肌离心训练、稳定球上屈膝运动、髋铰链模式下行走、向前上台阶、向前下台阶

本体感觉/功能：弓箭步、单腿硬拉

髋关节撞击综合征和上关节盂唇撕裂

髋关节撞击综合征(FAI)和上关节盂唇撕裂是年轻成年髋部疼痛患者常见的病理学表现[15]。有些患者可能对保守治疗反应良好，而有些可能需要进行手术治疗。保守治疗包括活动调节、应用抗炎药物、髋关节活动范围的改善和功能性髋外展强化[16]。此外，还应注重姿势和核心力量的加强，以改善腰-骨盆和骨盆带的力学。通常，在功能性运动模式中改善神经肌肉控制与运动觉意识可以减少髋关节的机械应力[16]。锻炼可以从臀大肌和臀中肌的非负重姿势向闭链中的功能性运动模式逐渐递进[17]。更进一阶的训练将根据临床表现和这项运动的要求具体实现。

推荐训练

基础训练

关节活动范围/拉伸/灵活性：腘绳肌牵伸、俯卧股四头肌牵伸、髋关节内外旋肌牵伸、髋屈肌牵伸或双关节髋屈肌牵伸、髂胫束牵伸、泡沫轴滚髋部

强化训练：臀肌等长训练、俯卧髋关节伸展、侧卧靠墙髋外展

中级训练

继续进行基础训练

强化训练：下蹲、桥式运动、蚌式运动、髋关节钟摆运动

本体感觉/功能：单腿平衡

高级训练

继续进行基础训练和中级训练

强化训练：魔鬼步、平板支撑、向前上台阶、向前下台阶

本体感觉/功能：燕式平衡、单腿下蹲

关节活动范围/拉伸/灵活性

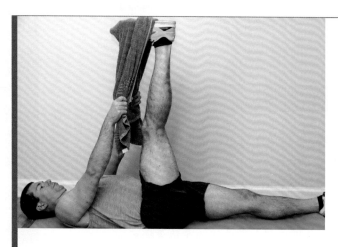

腘绳肌牵伸

体位:仰卧位,膝关节伸直。

第1步:在足弓处系一条毛巾或带子(腿伸直)。

第2步:保持膝关节伸直,慢慢向天花板方向将腿抬离地面,直到腘绳肌/大腿后面有牵拉感。

重复:在有牵拉感处保持30秒,然后慢慢地放松。

组数:3组,组间休息30秒。

频率:每天1~2次。

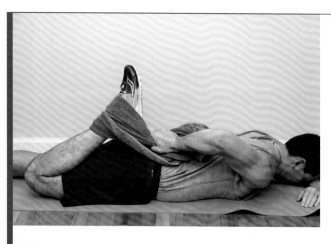

俯卧股四头肌牵伸

体位:俯卧位,在脚踝处系一条毛巾或带子。

第1步:收紧腹部,轻轻挤压臀肌,保持髋部平面与地面接触。

第2步:用手握住带子(同侧),轻轻地把脚踝拉向臀部,使膝关节弯曲,直到膝关节附近的大腿肌肉有轻微的牵拉感。

注意:保持后背挺直。

重复:在有牵拉感处保持30秒,然后慢慢地放松。

组数:3组,组间休息30秒。

频率:每天1~2次。

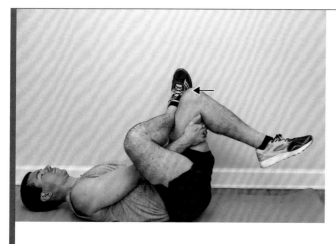

髋关节内外旋肌牵伸

体位:仰卧位,膝关节屈曲,足着地。

第1步:将需要拉伸的腿横在另一条腿上,将脚踝放在另一侧腿的膝关节上方。

第2步:双手环抱在对侧腿大腿后面(或屈曲的膝关节最上面),然后慢慢地向着自己的方向把它抬离地面,同时收缩腹肌使后背保持挺直。

注意:应该能感觉到横着腿的一侧臀部有牵拉感。

重复:在有牵拉感处保持30秒,然后慢慢地放松。

组数:3组,组间休息30秒。

频率:每天1~2次。

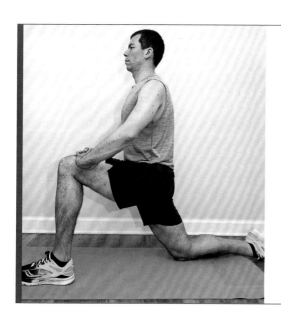

跪位髋屈肌牵伸

体位:跪位。

第1步:跪于地上,一条腿向前,呈弓步姿势。

第2步:在保持背部挺直的同时,轻轻向前倾,直到感觉后腿髋部前面有牵伸感。

重复:在有牵拉感处保持30秒,然后慢慢地放松。

组数:每条腿2~3次。

频率:每周3~5次。

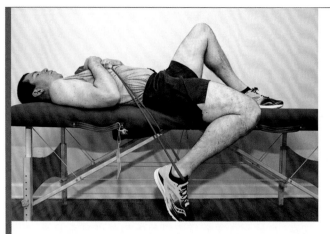

双关节髋屈肌牵伸

体位:仰卧在床上或桌子上,屈膝,把一条腿垂到
    床边,在脚踝处系一条带子(也可以用弹力
    带或毛巾)。

第 1 步:收紧腹部以保持背部平贴桌面。

第 2 步:把悬空腿向后伸,并把足部拉向臀部,弯
    曲膝关节,直到靠近髋部的大腿前部有牵
    伸感。

重复:在有牵拉感处保持 30 秒,然后慢慢地放松。

组数:3 组,组间休息 30 秒。

频率:每天 1~2 次。

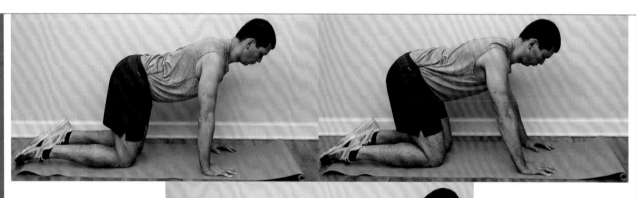

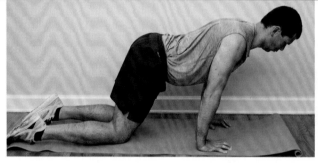

四点支撑训练

体位:双手和双膝着地,双手在肩关节正下方,双膝在髋部正下方。

第 1 步:腹部用力,背部水平;不要塌腰弓背。

第 2 步:慢慢向后摇晃,同时保持躯干水平;在躯干发生旋转之前停止。

第 3 步:收紧腹部,向前摇动超过你的双手,保持躯干水平。

重复:在最大活动范围处保持 10 秒,然后慢慢地放松。

组数:完成 10 组。

频率:每天 1~2 次。

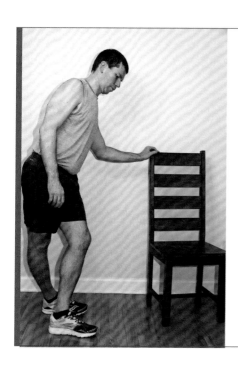

髂胫束牵伸

体位:双腿交叉站立,扶支撑物支撑。

第1步:保持身体、膝关节和双足朝前,向着远离你身体方向滑动后面的那条腿,直到感觉髋部和大腿的外侧有牵拉感。

第2步:另一条腿重复第1步。

重复:在最大活动范围处保持30秒,然后慢慢地放松。

组数:3组,组间休息30秒。

频率:每天1~2次。

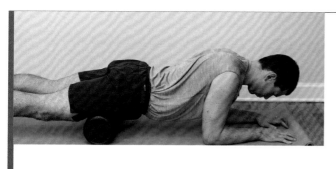

泡沫轴滚髋部

体位:面朝下俯卧、侧卧或仰卧,取决于目标肌肉。

第1步:在股四头肌、髋屈肌、腘绳肌、臀肌、髂胫束或小腿三头肌上滚动。

第2步:如果需要,可以休息一下,滚动后可以拉伸肌肉。

重复:每块目标肌肉滚动3~5分钟。

频率:每天1次。

注意:避免直接滚动髂胫束;尝试着向前或向后多一点滚动。

强化训练

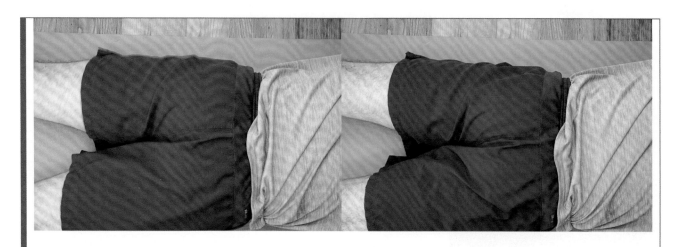

臀肌等长训练

体位:俯卧位。

第1步:用力收紧臀部,收紧下背部肌肉,使脊柱弯曲成一个浅"U"形。

重复:保持 10 秒。

组数:完成 10 组。

频率:每天 1~2 次。

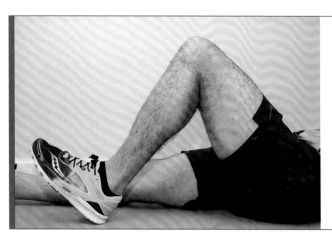

腘绳肌等长训练

体位:仰卧位,受累膝关节稍屈曲。

第1步:足跟向地面发力。

重复:保持 5~15 秒,完成 10 次。

组数:2~3 组,组间休息 30 秒。

频率:每周 3~5 次。

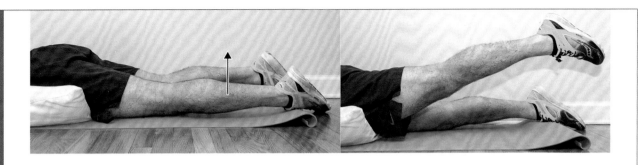

俯卧髋关节伸展

体位:俯卧位,腹部和骨盆下方垫枕头。

第1步:通过臀部发力的方法,将目标腿抬离地面,保持膝关节伸直。

第2步:保持2秒,然后缓缓放下腿。

重复:10次。

组数:3组,组间休息30秒。

频率:每周3~5次。

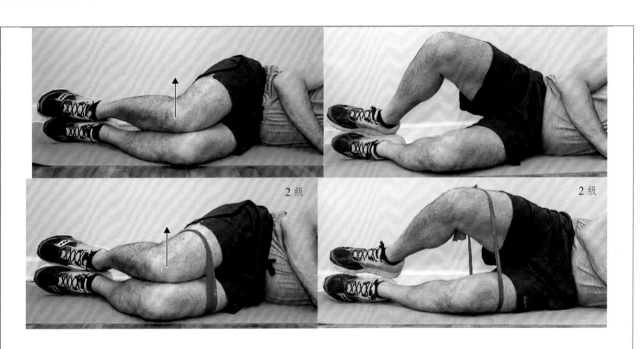

蚌式运动

体位:侧卧,髋关节和膝关节屈曲45°。

第1步:足跟并拢,慢慢向天花板方向抬起上面腿的膝关节。

第2步:保持这个姿势3~5秒,然后慢慢回到起始位置。

重复:每条腿重复10次。

组数:2~3组。

频率:每天2~3次,每周3~5次。

2级:在大腿上系一根弹力带来增加阻力。

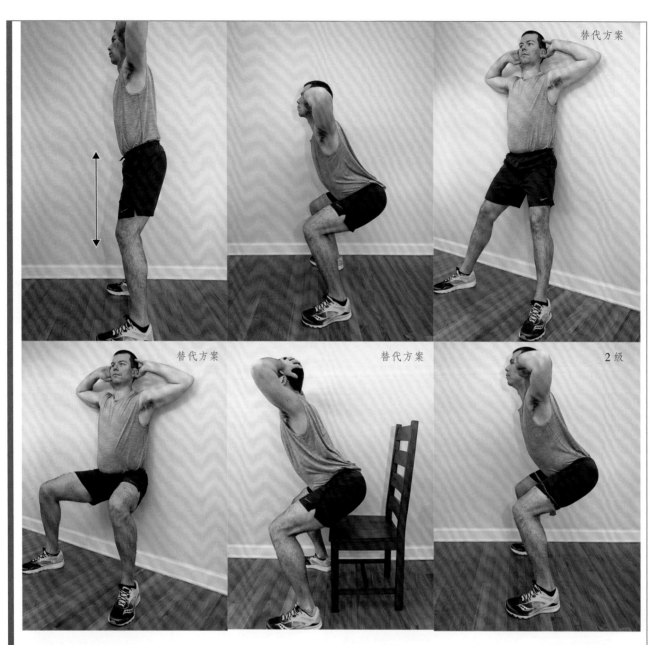

替代方案

替代方案　　　　　　替代方案　　　　　　2 级

下蹲

体位:面向镜子或者找一位搭档看着你,以保证开始时双足打开与髋部同宽。

第 1 步:放松臀部和背部,以尽可能舒适的方式下落坐下。

第 2 步:沿着向下时的轨迹回到站立位。

重复:10 次。

组数:3 组,组间休息 30 秒。

频率:每周 3~5 次。

注意:注意胸部保持伸展,臀部向后移动,髋、膝、踝保持在同一直线。保证没有弯腰驼背。眼睛应该跟随着运动轨迹一起移动。保持体重均匀分布在身体两侧。为使动作完成得更简单,不要下降得过快,或者可以在身后放一把椅子。

替代方案:为使动作更简单易做,可以背靠着墙或者下蹲至椅子上。

2 级:可以尝试在膝关节上方放置一条迷你弹力带,这样可以更好地固定臀部。

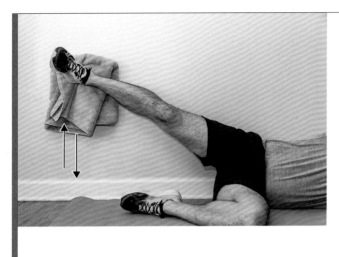

侧卧靠墙髋外展

体位:侧卧,下方腿膝关节屈曲至与髋同高,上方
　　　　腿靠墙,压住毛巾。

第1步:当压住毛巾的时候,慢慢向上抬腿,收缩
　　　　臀部。

第2步:慢慢将腿放回平行位置,保持足跟压在毛
　　　　巾上。

重复:10次。

组数:3组,组间休息30秒。

频率:每周3~5次。

注意:该练习也可以穿着袜子靠墙进行。

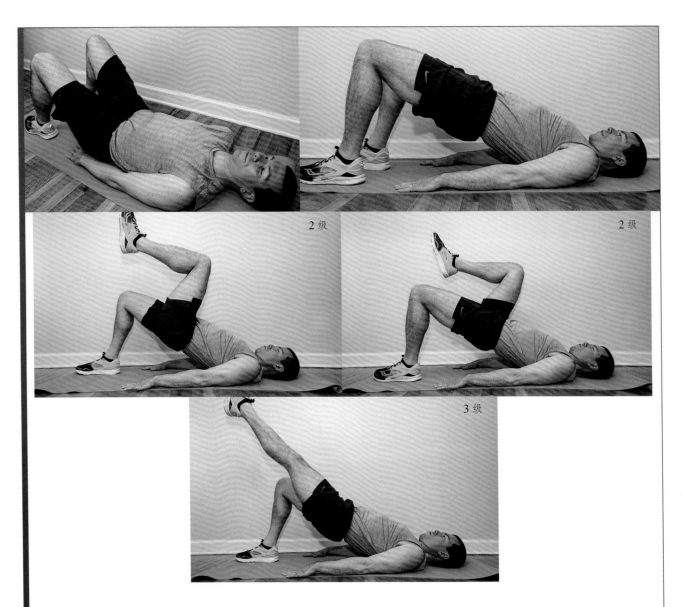

桥式运动

体位:仰卧,双膝弯曲,双足分开与髋部同宽,双臂放松置于身体两侧。

第1步:收紧腹部和臀部。

第2步:将臀部抬离垫子,直至髋关节处于水平中立位。

第3步:保持此姿势2~3秒,然后慢慢放下。

重复:10次。

组数:3组,组间休息30秒。

频率:每周3~5次。

注意:臀部应有感觉。如果在做这个练习时背痛,确定腹部已收紧,且不要把臀部抬得那么高。

2级:按照描述进行桥式运动,然后以交替的方式将足部抬离垫子,缓慢进行到位;专注于臀部向下。

3级:单桥,非支撑腿伸直;重复10次后换腿。

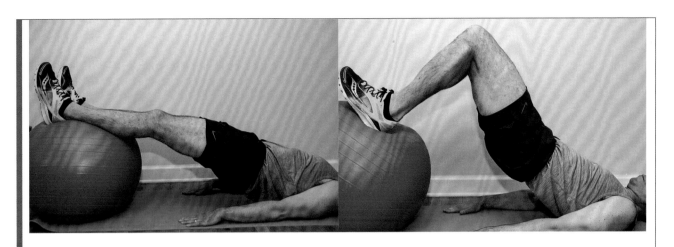

稳定球上屈膝运动

体位:仰卧,足跟和小腿放在稳定球上。

第1步:收紧腹部和臀部。

第2步:将臀部抬离垫子,直到臀部平直。

第3步:通过弯曲膝关节,逐渐向臀部滚动球(使足跟向臀部靠近)。

第4步:慢慢向外滚球,同时保持腿和躯干稳定。

重复:10次。

组数:3组,组间休息30秒。

频率:每周3~5次。

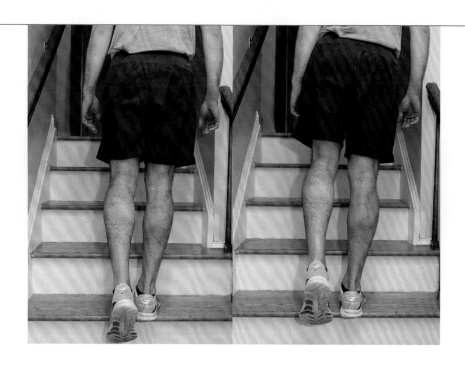

徒步走

体位:站立,一条腿离开台阶,另一条腿站在台阶上保持伸直。

第 1 步:在空中慢慢抬起臀部(腿离台阶),保持在台阶上的腿伸直。

第 2 步:保持 1~2 秒,然后缓慢下降。

重复:在两侧各完成 10 次。

组数:3 组,组间休息 30 秒。

频率:每周 3~5 次。

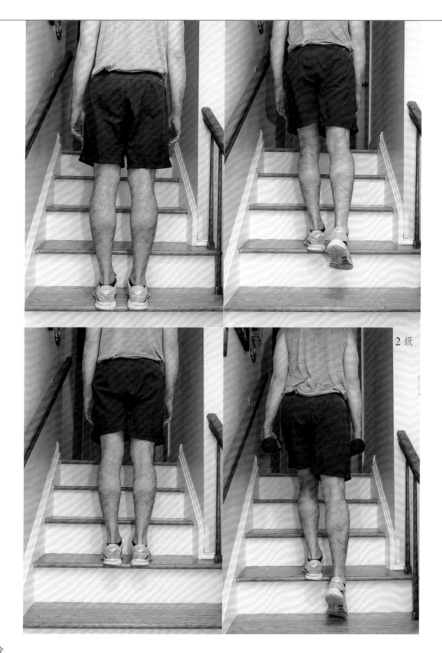

2级

向前上台阶

体位:以良好的姿势站在 6 英寸(1 英寸≈2.54cm)或 8 英寸高的台阶前。

第 1 步:收紧腹部和臀部。

第 2 步:通过收缩臀肌,保持躯干稳定,髋、膝、踝处于同一直线,走上台阶。

第 3 步:稳步后退,回到起点位置。

重复:10 次。

组数:3 组,组间休息 30 秒。

频率:每周 3~5 次。

2 级:当能以良好的姿势在 6 英寸的台阶上完成 10 次 3 组训练后,在此基础上加上 5 磅(1 磅≈453.6g)
   哑铃完成训练,再进阶到 10 磅哑铃完成训练。然后,进阶到 8 英寸的台阶完成训练(无负重)。当
   能在 8 英寸的台阶上正确地完成 10 次 3 组训练后,加 5 磅哑铃完成训练,之后再进阶到加 10 磅
   哑铃完成训练。

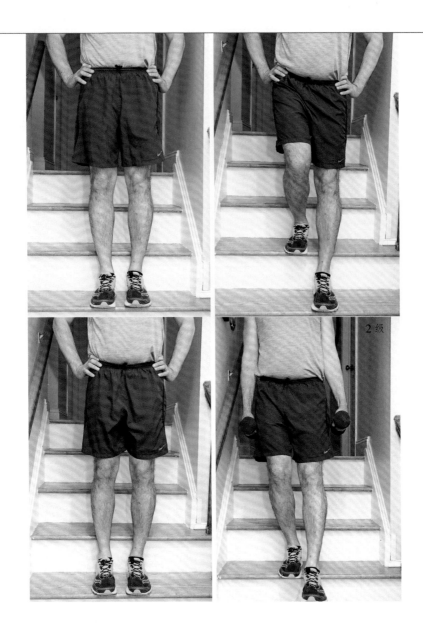

2级

向前下台阶

体位:双手放在髋部,站在6英寸或8英寸的台阶上。

第1步:有控制地慢慢将足跟放低到地板上,轻轻落地,同时保持臀部水平,站立腿的髋、膝、踝处于同一直线。

第2步:回到起始位置。

重复:10次。

组数:3组,组间休息30秒。

频率:每周3~5次。

注意:该练习对于发展减速能力同时保持良好的对位对线很重要。所以每个动作都应做到缓慢而注意力集中。比起匆忙地完成3组10次训练,高质量、少重复地完成训练要更好。

2级:当能以正确的姿势在6英寸的台阶上完成10次3组训练时,在此基础上加上5磅哑铃完成训练,再进阶到10磅哑铃完成训练。然后,进阶到8英寸台阶完成训练(无负重)。当能在8英寸的台阶上正确地完成10次3组训练后,加5磅哑铃完成训练,之后再进阶到加10磅哑铃完成训练。

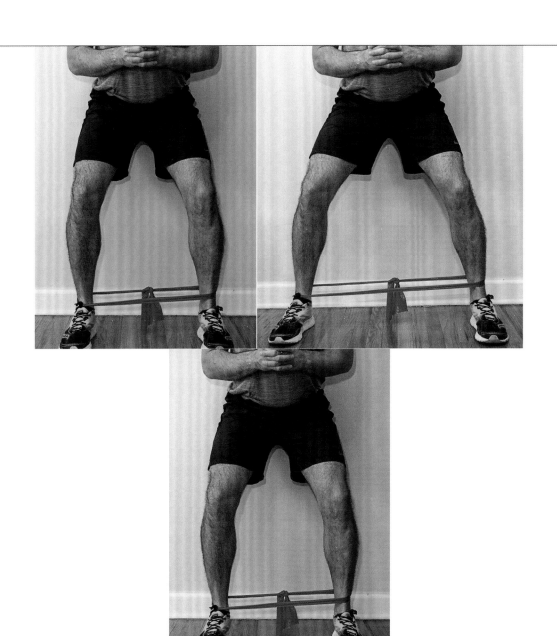

魔鬼步

体位:微蹲,双足分开与肩同宽,踝关节周围系一根弹力带,使其紧绷(最好是髋关节屈曲 20°~30°)

第 1 步:一条腿向一侧移动,弹力带张力增加。

第 2 步:慢慢地把对侧的腿移至另一条腿的起始位。

第 3 步:朝一个方向走 10 步,然后倒转方向。

组数:2~3 组。

频率:每天 2~3 次,每周 3~5 次。

注意:在做该项训练时,始终确保膝关节不要内扣,且膝关节不要超过脚尖。

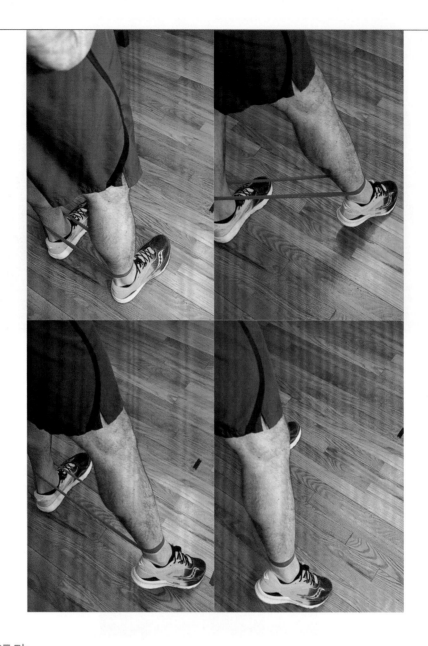

髋关节钟摆运动

想象自己站在时钟的表盘上(12:00在你前面,6:00在你身后)。

体位:在脚踝周围(更难)或膝关节周围(更容易)系一根弹力带。

第1步:双足分开与肩同宽。

第2步:下坐到臀部位置,稍微弯曲膝关节。

第3步:收紧腹部和臀部。

第4步:用右侧脚趾触摸1:00、3:00和5:00方向,同时用臀部和躯干保持左腿稳定。

第5步:切换到左腿,用脚趾触摸11:00、9:00和7:00方向,同样的重点是稳定右臀部。

重复:每条腿完成5个时钟练习。

组数:3组,组间休息30秒。

频率:每周3~5次。

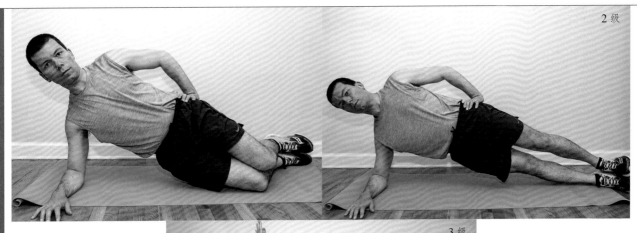

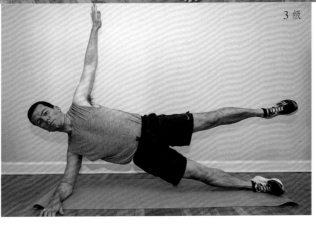

侧平板支撑

体位:侧卧,膝关节弯曲至90°。肘关节屈曲支撑于地面。

第1步:慢慢地把臀部从地上抬起,直至身体呈一条直线。

第2步:保持这个体位30秒,或者尽可能保持更长的时间。

组数:2~3组。

频率:每天2~3次,每周3~5次。

注意:在做该练习时,应该感觉腹部和髋部朝向地面一侧的肌肉在收缩。目标是每次保持这个姿势30~60秒。

2级:该体位与1级体位类似,不同的是,要把膝关节伸直,然后把整个身体和膝关节抬离地面,这样就只有一侧肘部和足的外侧能接触到地面。

3级:该体位与2级体位类似,不同的是,要伸直膝关节或肘部,再以外展的姿势抬起大腿和(或)手臂到空中(远离身体)。

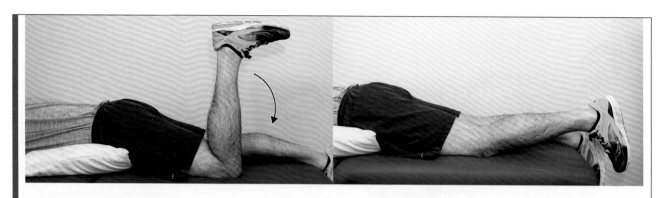

腘绳肌的离心训练

体位:俯卧于桌上或床上,胃部下方垫一枕头,膝关节弯曲成90°。

第1步:迅速伸直膝关节,下落至距离桌子或床2~3英寸的地方停下来。

第2步:将膝关节弯曲成90°,重复以上动作。

重复:10次。

组数:3组,组间休息30秒。

频率:每周3~5次。

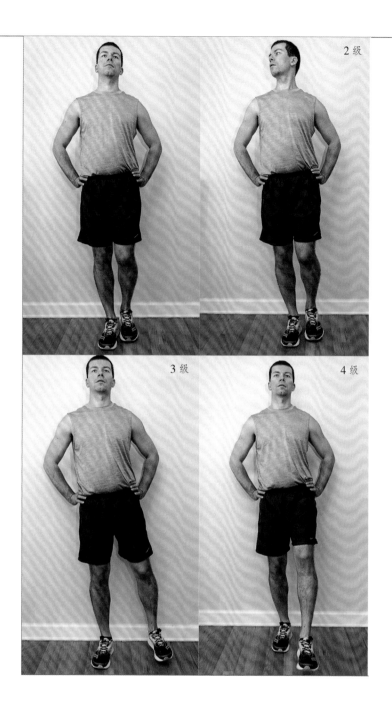

单腿平衡

第 1 步:单腿站立,膝关节微微弯曲,双手放在髋部,同时髋部保持水平,保持良好体态。

第 2 步:收紧腹部,保持姿势。

注意:确保髋部不会下降或身体向一侧倾斜。

重复:保持 30 秒。

组数:在需要的一侧进行 3 组,组间休息 30 秒。

频率:每周 3~5 次。

2 级:慢慢地向左右看,然后向上下看。

3 级:把抬起的腿再向外移动一些(臀部不要抬起);然后再把腿恢复至开始位置。

4 级:慢慢地前后移动抬起的腿。

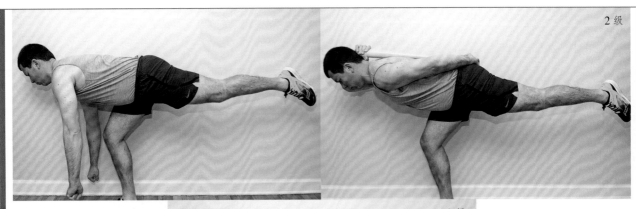

2级

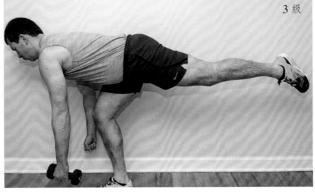

3级

单腿硬拉

体位: 站立位。

第1步: 单腿站立,膝关节微微弯曲,收紧站立腿的臀部,同时保持臀部水平,不要下沉臀部或向一侧倾斜。

第2步: 收紧腹部。

第3步: 以支撑腿髋关节的后部为轴心,身体前倾,支撑腿的膝关节保持轻微弯曲,臀部用力,这样臀部就不会向侧面突出。

第4步: 下蹲时将另一条腿向后伸,使身体(头部、颈部、背部、腿部)保持一条直线,臀部保持水平。

第5步: 保持背部水平,收紧臀部使自己回到起始位置。

重复: 10次。

组数: 在需要的一侧进行3组,组间休息30秒。

频率: 每周3~5次。

注意: 只能降低到允许保持正确姿势的深度。当感觉背部开始出现转动,臀部突出,或腘绳肌有拉伸感时,停止练习。

2级: 用双手握住一根紧贴脊柱的棍子。当身体前倾时,棍子不应该从背上掉下来。

3级: 在与支撑腿相对的手中加上负重。重量不要过重,否则背部无法保持水平,必须控制重量。

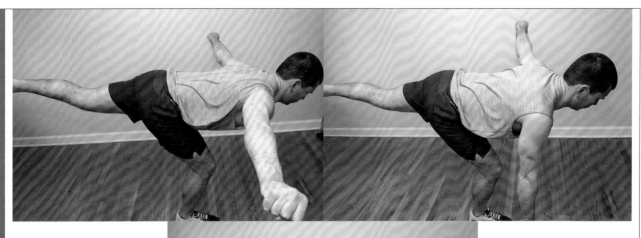

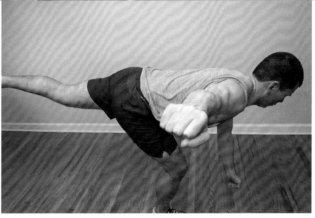

燕式平衡

体位:站立位。

第1步:单腿站立,稳定臀部和核心。

第2步:以臀部为轴心,使躯干平行于地板,并将手臂外展,垂直于躯干,平行于地板。

第3步:将一只手臂向地板方向移动,然后回到起始位。

第4步:换另一只手臂。

重复:每只手臂交替完成10次,保持支撑腿的稳定性。

组数:在需要的一侧进行3组,组间休息30秒。

频率:每周3~5次。

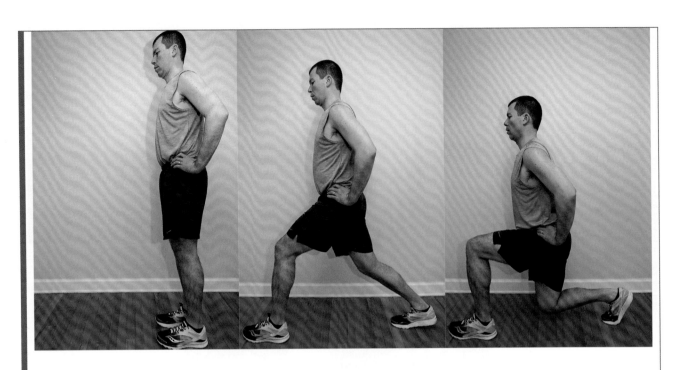

弓步

体位:站立位,双足分开与髋部同宽,双手放在髋部。

第1步:左足向前迈一步,屈曲左髋和膝关节同时放低身体,保持右足和脚踝在一条直线上。

第2步:同时,左膝弯曲成半跪的姿势,但右膝不触摸地板。

第3步:用前足蹬地将自己推回到起始位置。

第4步:用另一条腿(右腿)重复该训练。

重复:10次。

组数:3组,组间休息30秒。

频率:每周3~5次。

注意:保持腹部和脊柱在一条直线上。把重心放在前腿上——后腿只是一个支撑。

2级:手里加上负重。

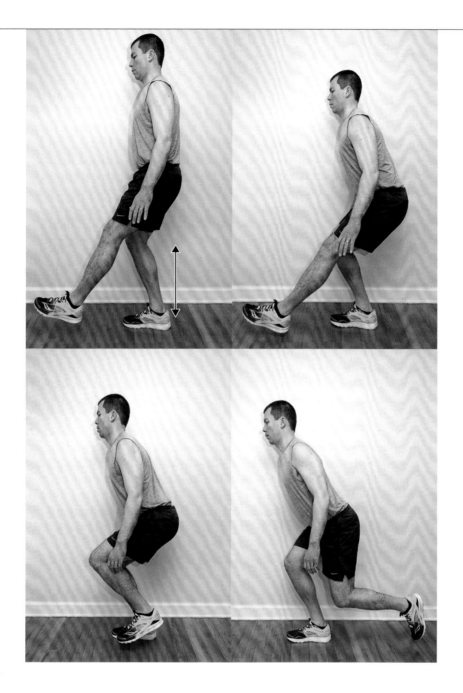

单腿下蹲

体位:双足分开站立,膝关节微微弯曲。

第1步:转移重心,这样就可以用一条腿站立。

第2步:单腿缓慢下蹲,屈髋和屈膝,通过臀部向后坐。

重复:10次。

组数:3组,组间休息30秒。

频率:每周3~5次。

注意:在保持平衡的前提下,尽可能深蹲,臀部保持水平,髋、膝、踝呈一条直线。不要让膝关节内扣或外翻。

体位选择:试着把另一条腿放在不同的位置,如前面(更困难)、旁边或后面(更容易)。

(郭建业　译)

参考文献

1. Macovei LA, Rezus E. Anatomical and clinical observations on structural changes of the hip joint. *Rev Med Chir Soc Med Nat Iasi*. 2016;120(2):273–281. PubMed PMID: 27483704.

2. Akuthota V, Ferreiro A, Moore T, et al. Core stability exercise principles. *Curr Sports Med Rep*. 2008;7(1):39–44. doi:10.1097/01.CSMR.0000308663.13278.69.

3. Brosseau L, Wells GA, Pugh AG, et al. Ottawa Panel evidence-based clinical practice guidelines for therapeutic exercise in the management of hip osteoarthritis. *Clin Rehabil*. 2016;30(10):935–946. doi:10.1177/0269215515606198.

4. Rannou F, Poiraudeau S. Non-pharmacological approaches for the treatment of osteoarthritis. *Best Pract Res Clin Rheumatol*. 2010;24:93–106. doi:10.1016/j.berh.2009.08.013.

5. Heiderscheit B, McClinton S. Evaluation and management of hip and pelvis injuries. *Phys Med Rehabil Clin N Am*. 2016;27(1):1–29. doi:10.1016/j.pmr.2015.08.003.

6. Tyler TF, Fukunaga T, Gellert J. Rehabilitation of soft tissue injuries of the hip and pelvis. *Int J Sports Phys Ther*. 2014;9(6):785–797. PubMed PMID: 25383247.

7. Johnston CA, Lindsay DM, Wiley JP. Treatment of iliopsoas syndrome with a hip rotation strengthening program: a retrospective case series. *J Orthop Sports Phys Ther*. 1999;29(4):218–224. doi:10.2519/jospt.1999.29.4.218.

8. Ho GW, Howard TM. Greater trochanteric pain syndrome: more than bursitis and iliotibial tract friction. *Curr Sports Med Rep*. 2012;11(5):232–238. doi:10.1249/JSR.0b013e3182698f47.

9. Grimaldi A, Mellor R, Hodges P, et al. Gluteal tendinopathy: a review of mechanisms, assessment and management. *Sports Med*. 2015;45(8):1107–1119. doi:10.1007/s40279-015-0336-5.

10. Boren K, Conrey C, Le Coguic J, et al. Electromyographic analysis of gluteus medius and gluteus maximus during rehabilitation exercises. *Int J Sports Phys Ther*. 2011;6(3):206–223. PubMed PMID: 22034614.

11. Mulligan EP, Middleton EF, Brunette M. Evaluation and management of greater trochanter pain syndrome. *Phys Ther Sport*. 2015;16(3):205–214. doi:10.1016/j.ptsp.2014.11.002.

12. Distefano LJ, Blackburn JT, Marshall SW, et al. Gluteal muscle activation during common therapeutic exercises. *J Orthop Sports Phys Ther*. 2009;39(7):532–540. doi:10.2519/jospt.2009.2796.

13. Heiderscheit BC, Sherry MA, Silder A, et al. Hamstring strain injuries: recommendations for diagnosis, rehabilitation, and injury prevention. *J Orthop Sports Phys Ther*. 2010;40(2):67–81. doi:10.2519/jospt.2010.3047.

14. Goom TSH, Malliaras P, Reiman MP, et al. Proximal hamstring tendinopathy: clinical aspects of assessment and management. *J Orthop Sports Phys Ther*. 2016;46(6):483–493. doi:10.2519/jospt.2016.5986.

15. Wall DH, Fernandez M, Griffin DR, et al. Nonoperative treatment for femoroacetabular impingement: a systematic review of the literature. *PM&R*. 2013;5:418–426. doi:10.1016/j.pmrj.2013.02.005.

16. Bedi A, Kelly BT. Current concepts review: femoroacetabular impingement. *J Bone Joint Surg Am*. 2013;95:82–92. doi:10.2106/JBJS.K.01219.

17. Loudon JK, Reinman MP. Conservative management of femoroacetabular impingement (FAI) in the long distance runner. *Phys Ther Sport*. 2014;15(2):82–90. doi:10.1016/j.ptsp.2014.02.004.

第 5 章

膝关节损伤的家庭训练计划

Jessica Hettler，Astrid DiVincent

引言

　　膝关节由两个独立但又相互依赖的关节组成，包括胫股关节和髌股关节。常见的膝关节疾病包括膝关节骨关节炎(OA)、髌股关节疼痛综合征(PFPS)、股四头肌肌腱炎和髌腱炎、韧带扭伤、半月板撕裂、远端髂胫束综合征。治疗任何膝关节疾病需要对整个运动链进行彻底检查，以区别是结构问题还是功能限制。干预措施的选择应根据患者机体结构和功能的具体情况加以调整。

　　膝关节的康复方案应侧重于功能的改善。早期的康复应侧重于减轻疼痛和肿胀、恢复关节灵活性、稳定性、多向稳定性，以及本体感觉。患者应在可耐受的情况下独立地进行髋关节、膝关节以及核心的力量训练。功能性运动和神经肌肉再教育，应该从双侧开始，逐步进展到单侧。应当用运动功能测试来决定是否进行较高级别的活动(即：跑步、变向、跳跃)[1]。康复中一个非常重要却常被忽视的部分是离心力量训练，它可以确保患者在不造成膝关节结构损害和进一步损伤的情况下完成减速[2]。

改善性训练计划的目标

早期目标

- 控制水肿
- 恢复关节活动范围和灵活性
- 开始膝关节力量训练

中期目标

- 加强膝关节力量训练
- 改善本体感觉

后期目标

- 恢复膝关节的力量,肌腱炎患者应加强离心
- 核心力量的恢复
- 本体感觉和功能性活动的恢复
- 多向稳定性的恢复

膝关节骨关节炎

膝关节骨关节炎是报道的最普遍的关节炎类型之一,女性和老年人受累较多[3]。其原因可能是衰老、体重增加、遗传和(或)膝关节过度使用。由于膝关节的退行性改变,患者会出现膝关节疼痛和僵硬,这种情况多由负重活动(如行走、上下楼梯、蹲坐等)造成。运动疗法涉及有氧运动、关节活动度、软组织灵活性、力量和耐力训练、本体感觉训练,这些疗法可缓解疼痛和改善功能[4]。运动处方应重点强化股四头肌和腘绳肌,以及臀肌和髋部的深层外旋肌,以达到最佳的膝关节稳定性[5]。这一人群在步行中往往有较高的膝关节内收运动,这表明行走过程中膝关节内侧负荷增加[6]。Woollard 等人[7]研究表明,内侧关节间隙退变的膝关节骨关节炎患者通过加强髋外展肌可延缓病情的进展。

推荐训练

基础训练

关节活动范围/拉伸/灵活性:腘绳肌牵伸、双关节髋屈肌牵伸、辅助伸膝、辅助屈膝、被动伸膝

强化训练:激活股四头肌、直腿抬高、俯卧髋关节伸展、侧卧靠墙髋外展

中级训练

继续进行基础训练

关节活动范围/拉伸/灵活性:靠椅屈膝牵伸

强化训练:桥式运动、下蹲、斜板下蹲

本体感觉/功能:单腿平衡

高级训练

继续进行基础训练和中级训练

强化训练:向前上台阶、向前下台阶

本体感觉/功能:单腿下蹲

髌股关节疼痛综合征

髌股关节疼痛综合征是许多医生和治疗师常见到的疾病。随着膝关节疼痛的逐渐加重,限制了患者参与一些体育活动(如跑步、足球、篮球、网球等)。男性和女性都有可能患

上髌股关节疼痛综合征,但女性更常见。研究表明,有髌股关节疼痛综合征的女性跑步者会产生髋关节内收和内旋,由于臀中肌和臀大肌的延迟激活产生不正常的运动模式导致膝关节疼痛[8],髌股关节疼痛综合征的治疗不仅要加强股四头肌训练,同时也要加强臀部肌肉、躯干和下肢的运动。结果表明:疼痛、下肢和躯干运动功能、躯干肌肉耐力和臀部的肌肉力量以及膝关节肌肉力量都有改善[9]。

推荐训练

基础训练

关节活动范围/拉伸/灵活性:腘绳肌牵伸、俯卧股四头肌牵伸、髋屈肌牵伸或双关节髋屈肌牵伸

强化训练:激活股四头肌、直腿抬高、俯卧髋关节伸展、侧卧靠墙髋外展

中级训练

继续进行基础训练

强化训练:下蹲、桥式运动

本体感觉/功能:单腿平衡

高级训练

继续进行基础训练和中级训练

强化训练:侧平板支撑、向前上台阶、向前下台阶

本体感觉/功能:单腿下蹲、单腿硬拉

股四头肌肌腱炎和髌腱炎

肌腱炎是一个描述肌腱内和肌腱周围的疼痛和损伤的术语[10]。股四头肌肌腱炎和髌腱炎常见于篮球运动员和排球运动员这些因过度使用而受伤的人群。针对这类疾病重要的是要改善活动度和遵循 PRICE 原则:保护(Protection)、休息(Rest)、冰敷(Ice)、加压(Compression)、抬高(Elevation)。随着损伤康复的发展,灵活性和协调性训练已经成为重点,离心训练通常用于"当发生负荷时,肌腱延长"[10]。结果可以减轻疼痛、改善肌腱韧性。在选择运动时,有很多方法强调离心运动,包括卜蹲或斜板下蹲[11]。针对跳高运动员膝关节出现的肌腱损伤、股四头肌肌腱炎、髌骨病变等问题,处理核心肌无力、臀中肌无力、股四头肌肌力差,以及提高髋部屈肌和腘绳肌的灵活性很重要。

推荐训练

基础训练

关节活动范围/拉伸/灵活性:腘绳肌牵伸、俯卧股四头肌牵伸、髋屈肌牵伸或双关节髋屈肌牵伸

强化训练:激活股四头肌、直腿抬高、俯卧髋关节伸展、侧卧靠墙髋外展

中级训练

继续进行基础训练

强化训练：下蹲、桥式运动

本体感觉/功能：单腿平衡

高级训练

继续进行基础训练和中级训练

强化训练：侧平板支撑、向前上台阶、向前下台阶、斜板下蹲（肌力达到3级）

本体感觉/功能：单腿硬拉、燕式平衡

膝关节韧带扭伤

四大韧带有助于膝关节的稳定：前交叉韧带(ACL)，后交叉韧带(PCL)，内侧副韧带(MCL)和外侧副韧带(LCL)。膝关节是一个单轴关节，或者是一个滑动铰链关节，在日常活动中需要这四种韧带的被动张力来保证关节多方向的稳定性[12]。膝韧带扭伤发生在接触性损伤，以及缺乏肌肉控制的膝关节非接触性损伤中。

膝韧带扭伤后，患者可能会经历关节肿胀加剧，导致股四头肌活动受限。Macleod 等人[13]发现膝关节韧带扭伤患者要改善股四头肌的运动控制，在不进行手术治疗的情况下更容易恢复活动。因此，恢复股四头肌的活动是韧带损伤后恢复活动的重要目标。

研究表明现在更多地目光聚焦在神经肌肉的再学习上，以此来提高膝关节的冠状面的控制，减少膝关节外翻的角度来降低膝关节损伤的发生率[14]。髋关节外展和外旋的强化训练已被发现可以减少膝关节的外翻应力，防止韧带损伤的膝关节进一步损伤。包括站立或侧卧髋外展、单腿平衡、下蹲、单腿下蹲、向前上阶梯、向前下阶梯等运动，可有效地激活髋部肌肉，保持健康的膝关节额状面的力线[15]。

推荐训练

基础训练

关节活动范围/拉伸/灵活性：腘绳肌牵伸、俯卧股四头肌牵伸、髋屈肌牵伸或双关节髋屈肌牵伸、辅助伸膝、辅助屈膝、被动伸膝

强化训练：激活股四头肌、终末位膝关节伸展、直腿抬高、俯卧髋关节伸展、侧卧靠墙髋外展

中级训练

继续进行基础训练

关节活动范围/拉伸/灵活性：靠椅屈膝牵伸

强化训练：下蹲、桥式运动

本体感觉/功能:单腿平衡

高级训练

继续进行基础训练和中级训练

强化训练:侧平板支撑、向前上台阶、向前下台阶

本体感觉/功能:单腿硬拉、燕式平衡

半月板撕裂

半月板是膝关节的重要组成部分,起着承载、缓冲力量、稳定膝关节的作用。半月板可以缓冲膝关节每一步所承受的力。它可以保护和防止股骨远端和胫骨的关节软骨的磨损。半月板损伤的机制与非接触运动有关,如减速、变向和跳跃,但也会发生接触损伤。随着年龄的增长,由于膝关节反复磨损,可能会发生退行性变[16]。

文献表明,近端髋关节(臀部)的无力导致近端稳定性的丧失,从而导致膝关节容易受伤[17]。对髋关节外展肌的功能性训练和强化训练已被证明可以减少膝关节的外翻/内旋应力[18]。运动应侧重于股四头肌再训练和离心控制训练、髋关节近端强化训练、核心稳定性训练、神经肌肉再训练和下肢灵活性训练。

推荐训练

基础训练

关节活动范围/拉伸/灵活性:腘绳肌牵伸、俯卧股四头肌牵伸、髋屈肌牵伸或双关节髋屈肌牵伸、辅助伸膝、辅助屈膝、被动伸膝

强化训练:激活股四头肌、终末位膝关节伸展、直腿抬高、俯卧髋关节伸展、侧卧靠墙髋外展

中级训练

继续进行基础训练

关节活动范围/拉伸/灵活性:靠椅屈膝牵伸

强化训练:下蹲、桥式运动

本体感觉/功能:单腿平衡

高级训练

继续进行基础训练和中级训练

强化训练:侧平板支撑、向前上台阶、向前下台阶

本体感觉/功能:单腿下蹲、单腿硬拉、燕式平衡

髂胫束综合征

髂胫束综合征(ITB)是跑步者中膝外侧疼痛最常见的病因[19],虽然它也会影响非跑步者。

例如,在跑步脚着地,膝关节屈曲30°左右时,远端髂胫束反复与股骨产生摩擦可能导致该处炎性反应。该综合征的病因尚不清楚。但提出的影响因素有:额状面和横切面的运动偏差、髋关节外侧和后侧肌肉无力,以及周围肌肉拉伤[19]。核心稳定和髋关节外展肌力量增强可以改善骨盆控制和减少膝关节的异常运动,特别是在步态和跑步时的单腿站立。治疗的重点应该是通过拉伸股四头肌和股二头肌以及阔筋膜张肌来改善整个下肢的长度−张力关系[19]。力量训练应以臀中肌向心和离心运动开始,而不采用补偿策略[20]。进展到单腿向前迈步,下蹲,单腿支撑以加强功能性力量和神经肌肉控制[21]。

推荐训练

基础训练

关节活动范围/拉伸/灵活性:腘绳肌牵伸、俯卧股四头肌牵伸、髋屈肌牵伸或双关节髋屈肌牵伸、髂胫束牵伸

强化训练:俯卧髋关节伸展、侧卧靠墙髋外展

中级训练

继续进行基础训练

强化训练:下蹲、桥式运动

本体感觉/功能:单腿平衡

高级训练

继续进行基础训练和中级训练

强化训练:侧平板支撑、向前上台阶、向前下台阶

本体感觉/功能:单腿下蹲、单腿硬拉、燕式平衡

关节活动范围/拉伸/灵活性

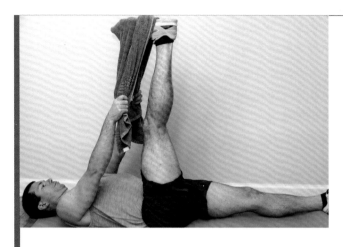

腘绳肌牵伸

体位:仰卧位,膝关节伸直。

第1步:在足弓处系一条毛巾或带子(腿伸直)。

第2步:保持膝关节伸直,慢慢向天花板方向将腿抬离地面,直到腘绳肌/大腿后面有牵拉感。

重复:在有牵拉感处保持30秒,然后慢慢地放松。

组数:3组,组间休息30秒。

频率:每天1~2次。

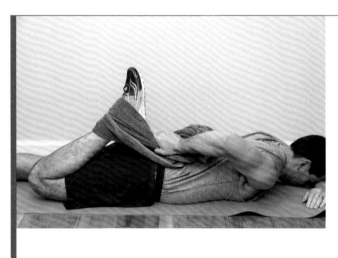

俯卧股四头肌牵伸

体位:俯卧位,在脚踝处系一条毛巾或带子。

第1步:收紧腹部,轻轻挤压臀肌,保持髋部平面与地面接触。

第2步:用手握住带子(同侧),轻轻地把脚踝拉向臀部,使膝关节弯曲,直到膝关节附近的大腿肌肉有轻微的牵拉感。

注意:保持后背挺直。

重复:在有牵拉感处保持30秒,然后慢慢地放松。

组数:3组,组间休息30秒。

频率:每天1~2次。

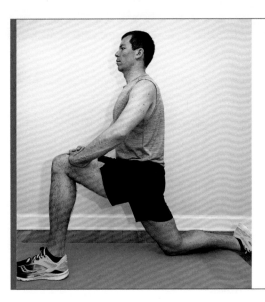

跪位髋屈肌牵伸

体位：跪位。

第1步：跪于地上，一只足向前，做弓步姿势。

第2步：在保持背部挺直的同时，轻轻向前倾，直到感觉后腿髋部前面有牵伸感。

重复：在有牵拉感处保持30秒，然后慢慢地放松。

组数：每条腿2~3次。

频率：每周3~5次。

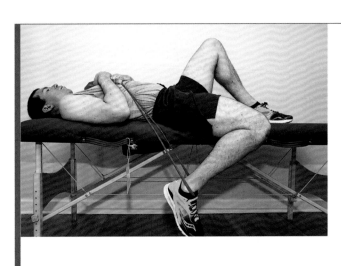

双关节髋屈肌牵伸

体位：仰卧在床上或桌子上，屈膝，把一条腿垂到床边，在脚踝处系一条带子（也可以用弹力带或毛巾）。

第1步：收紧腹部以保持背部平贴桌面。

第2步：把悬空腿向后伸，并把足部拉向臀部，弯曲膝关节，直到靠近髋部的大腿前部有牵伸感。

重复：在有牵拉感处保持30秒，然后慢慢地放松。

组数：3组，组间休息30秒。

频率：每天1~2次。

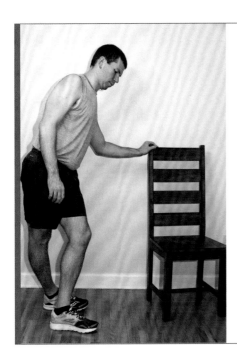

髂胫束牵伸

体位：双腿交叉站立，扶支撑物支撑。

第1步：保持身体、膝关节和双足朝前，向着远离你身体方向滑动后面的那条腿，直到感觉髋部和大腿的外侧有牵拉感。

第2步：另一条腿重复第1步。

重复：在最大活动范围处保持30秒，然后慢慢地放松

组数：3组，组间休息30秒。

频率：每天1~2次。

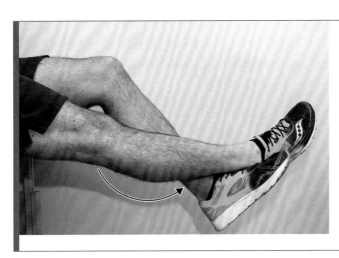

辅助伸膝

体位：坐在桌子或床的边缘。

第1步：在另一条腿的帮助下伸直受累的膝关节。

第2步：根据需要帮助受伤的腿慢慢放下。

重复：10次。

组数：3组，组间休息30秒。

频率：每天3~5次。

注意：尽可能多地使用患侧腿训练。

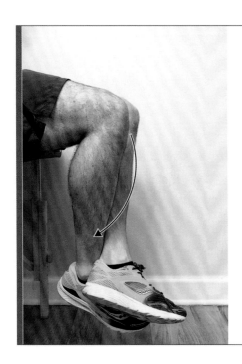

辅助屈膝

体位:坐在桌子或者椅子的边缘。

第 1 步:如图所示,两踝交叉,使僵硬的腿放在后面。

第 2 步:将上面的腿向下压,直到感觉到拉伸。

第 3 步:保持 10 秒。

重复:10 次。

组数:3 组,组间休息 30 秒。

频率:每周 3~5 次。

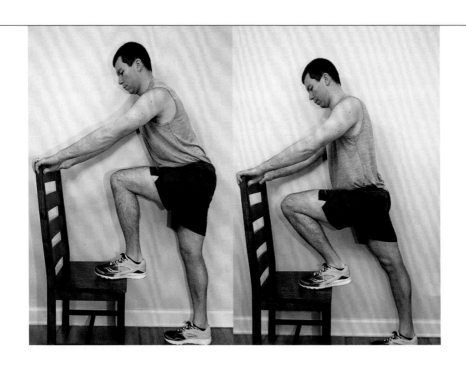

靠椅屈膝牵伸

体位:将患腿放在椅子上,如果无法达到椅子的高度,则将其放在凳子上。

第 1 步:用手拉椅子使身体缓慢向前摆动从而靠近前面的腿。

第 2 步:保持 10 秒。

重复:10 次。

组数:3 组,组间休息 30 秒。

频率:每周 3~5 次。

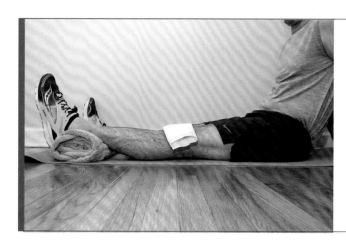

被动伸膝

体位：在坐位下伸直双腿，在脚踝下放置一个毛巾卷。

第1步：将冰袋放在膝关节上。

第2步：放松腿部，让膝关节伸直。

重复：保持 10~15 分钟。

频率：每天 2 次。

强化训练

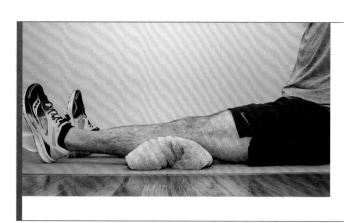

激活股四头肌

体位：坐位或仰卧位，腿伸直。

第1步：在患侧膝关节下方放一个小毛巾卷。

第2步：通过收紧大腿肌肉使膝关节向下压。

重复：保持 10 秒。

组数：对想要锻炼的腿进行 10 组练习。

频率：每周 3~5 次。

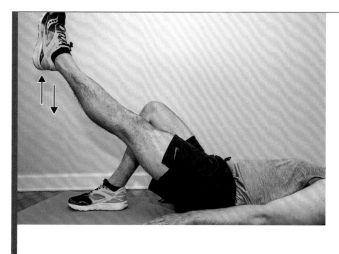

直腿抬高

体位：仰卧，患侧的膝关节伸直，另一个膝关节屈曲。

第1步：保持腿完全伸直，然后抬起大约 40cm 高至对侧膝的高度。

第2步：将患侧的腿慢慢放下到开始的位置。

重复：10 次。

组数：3 组，组间休息 30 秒。

频率：每周 3~5 次。

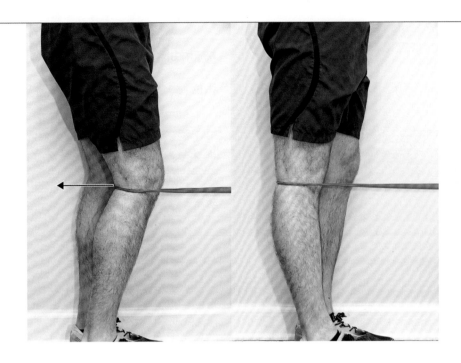

终末位膝关节伸展

体位：站立位，用弹力带绕膝关节一圈，拉紧松弛的部分。

第1步：慢慢弯曲然后伸直膝关节，当向后伸直膝关节时，拉紧弹力带。

重复：10 次。

组数：3 组，组间休息 30 秒。

频率：每周 3~5 次。

注意：保持弹力带缠绕在膝关节上方。

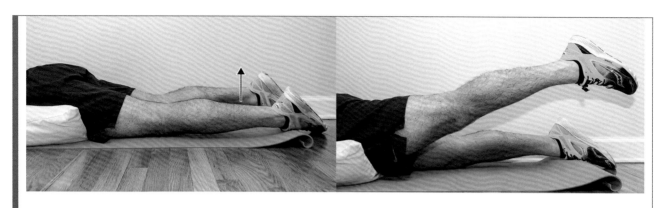

俯卧髋关节伸展

体位:俯卧位,腹部和骨盆下方垫枕头。

第 1 步:通过臀部发力的方法,将目标腿抬离地面,保持膝关节伸直。

第 2 步:保持 2 秒,然后缓缓放下腿。

重复:10 次。

组数:3 组,组间休息 30 秒。

频率:每周 3~5 次。

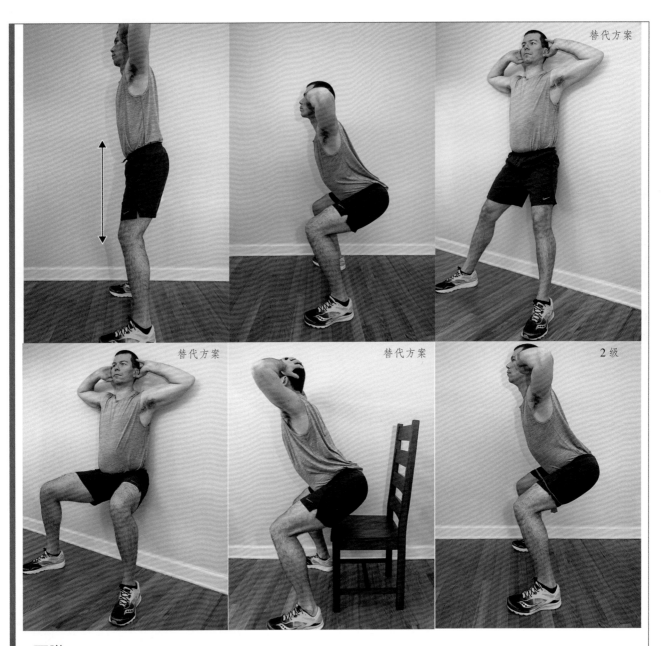

替代方案

替代方案

替代方案

2级

下蹲

体位：面向镜子或者找一位搭档看着你，以保证开始时双足打开与髋部同宽。

第1步：放松臀部和背部，以尽可能舒适的方式下落坐下。

第2步：沿着向下时的轨迹回到站立位。

重复：10次。

组数：3组，组间休息30秒。

频率：每周3~5次。

注意：注意胸部保持伸展，臀部向后移动，髋、膝、踝保持在同一直线。保证没有弯腰驼背。眼睛应该跟随着运动轨迹一起移动。保持体重均匀分布在身体两侧。为使动作完成得更简单，不要下降得过快，或者可以在身后放一把椅子。

替代方案：为使动作更简单易做，可以背靠着墙或者下蹲至椅子上。

2级：可以尝试在膝关节上方放置一条迷你弹力带，这样可以更好地固定臀部。

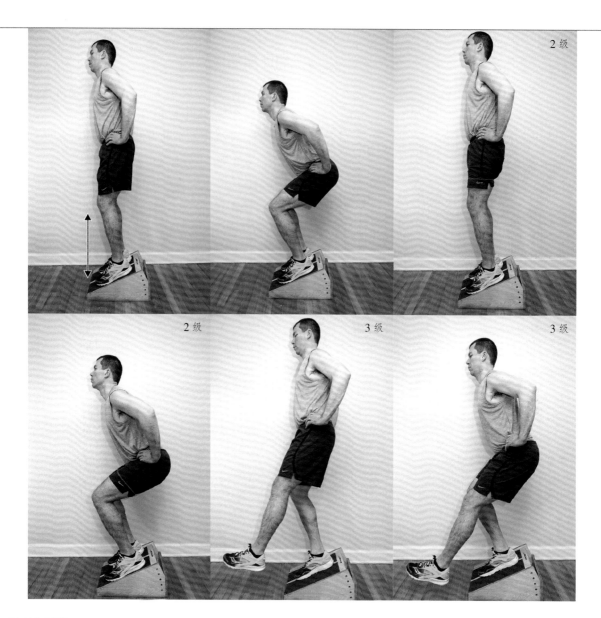

2 级

2 级　　3 级　　3 级

斜板下蹲

体位：双足站在 25°~45° 的斜板上，双足分开与臀部同宽。如有需要，可使用扶手或平衡杆。面向镜子或者找一位搭档看着你。

第1步：放松臀部和背部，以尽可能舒适的方式下落坐下。

第2步：沿着向下时的轨迹回到站立位。

重复：10 次。

组数：3 组，组间休息 30 秒。

频率：每周 3~5 次。

注意：注意胸部保持伸展，臀部向后移动，髋、膝、踝保持在同一直线。保证没有弯腰驼背。眼睛应该跟随着运动轨迹一起移动。保持体重均匀分布在身体两侧。为使动作完成得更简单，不要下降得过快，或者可以在身后放一把椅子。

2级：可以尝试在膝关节上方放置一条迷你弹力带，这样可以更好地固定臀部。

3级：单腿练习。

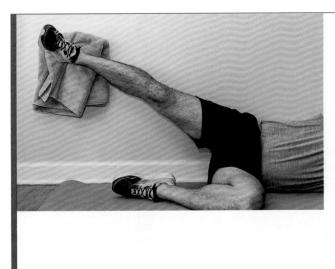

侧卧靠墙髋外展

体位：侧卧，下方腿膝关节屈曲至与髋同高，上方腿靠墙，压住毛巾。

第1步：当压住毛巾的时候，慢慢向上抬腿，收缩臀部。

第2步：慢慢将腿放回平行位置，保持足跟压在毛巾上。

重复：10次。

组数：3组，组间休息30秒。

频率：每周3~5次。

注意：该练习也可以穿着袜子靠墙进行。

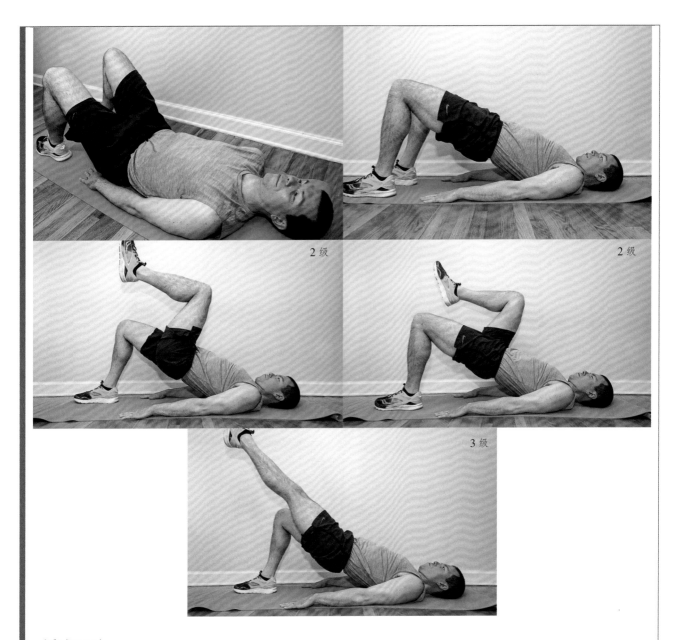

2 级

2 级

3 级

桥式运动

体位：仰卧，双膝弯曲，双足分开与髋部同宽，双臂放松置于身体两侧。

第 1 步：收紧腹部和臀部。

第 2 步：将臀部抬离垫子，直至髋关节处于水平中立位。

第 3 步：保持此姿势 2~3 秒，然后慢慢放下。

重复：10 次。

组数：3 组，组间休息 30 秒。

频率：每周 3~5 次。

注意：臀部应有感觉。如果在做这个练习时背痛，确定腹部已收紧，且不要把臀部抬得那么高。

2 级：按照描述进行桥式运动，然后以交替的方式将足部抬离垫子，缓慢进行到位；专注于臀部向下。

3 级：单桥，非支撑腿伸直；重复 10 次后换腿。

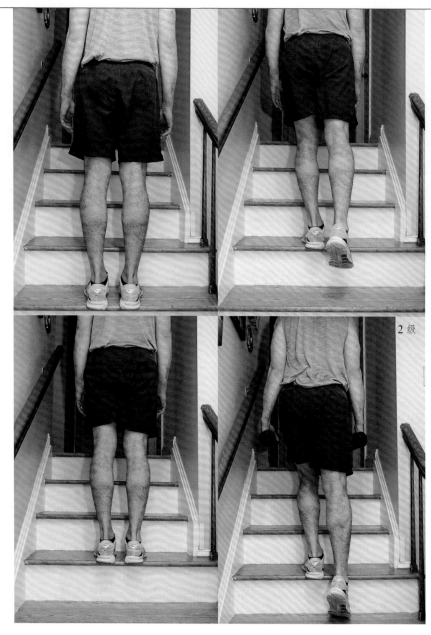

2 级

向前上台阶

体位：以良好的姿势站在 6 英寸(1 英寸≈2.54cm)或 8 英寸高的台阶前。

第 1 步：收紧腹部和臀部。

第 2 步：通过收缩臀肌,保持躯干稳定,髋、膝、踝处于同一直线,走上台阶。

第 3 步：稳步后退,回到起点位置。

重复：10 次。

组数：3 组,组间休息 30 秒。

频率：每周 3~5 次。

2 级：当能以良好的姿势在 6 英寸的台阶上完成 10 次 3 组训练后,在此基础上加上 5 磅(1 磅≈453.6g)哑铃完成训练,再进阶到 10 磅哑铃完成训练。然后,进阶到 8 英寸的台阶完成训练(无负重)。当能在 8 英寸的台阶上正确地完成 10 次 3 组训练后,加 5 磅哑铃完成训练,之后再进阶到加 10 磅哑铃完成训练。

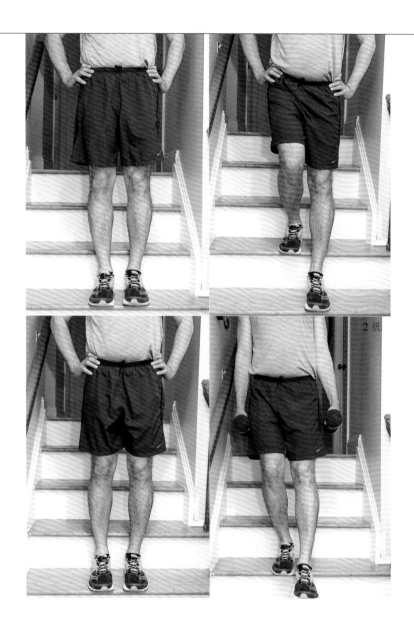

向前下台阶

体位：双手放在髋部，站在 6 英寸或 8 英寸的台阶上。

第 1 步：有控制地慢慢将足跟放低到地板上，轻轻落地，同时保持臀部水平，站立腿的髋、膝、踝处于同一直线。

第 2 步：回到起始位置。

重复：10 次。

组数：3 组，组间休息 30 秒。

频率：每周 3~5 次。

注意：该练习对于发展减速能力同时保持良好的对位对线很重要。所以每个动作都应做到缓慢而注意力集中。比起匆忙地完成 3 组 10 次训练，高质量、少重复地完成训练要更好。

2 级：当能以正确的姿势在 6 英寸的台阶上完成 10 次 3 组训练时，在此基处上加上 5 磅哑铃完成训练，再进阶到 10 磅哑铃完成训练。然后，进阶到 8 英寸台阶完成训练（无负重）。当能在 8 英寸的台阶上正确地完成 10 次 3 组训练后，加 5 磅哑铃完成训练，之后再进阶到加 10 磅哑铃完成训练。

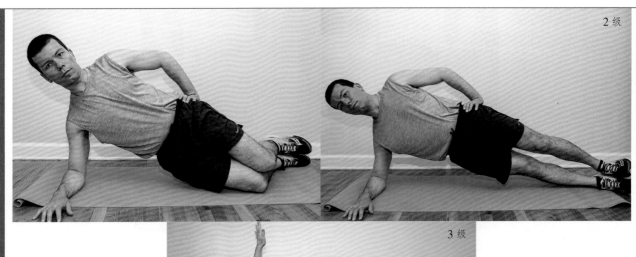

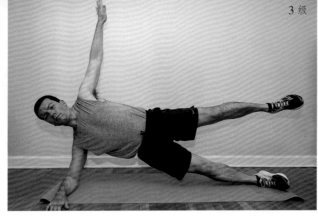

侧平板支撑

体位:侧卧,膝关节弯曲至90°。肘关节屈曲支撑于地面。

第1步:慢慢地把臀部从地上抬起,直至身体呈一条直线。

第2步:保持这个体位30秒,或者尽可能保持更长的时间。

组数:2~3组。

频率:每天2~3次,每周3~5次。

注意:在做该练习时,应该感觉腹部和髋部朝向地面一侧的肌肉在收缩。目标是每次保持这个姿势30~
60秒。

2级:该体位与1级体位类似,不同的是,要把膝关节伸直,然后把整个身体和膝关节抬离地面,这样就
只有一侧肘部和足的外侧能接触到地面。

3级:该体位与2级体位类似,不同的是,要伸直膝关节或肘部,再以外展的姿势抬起大腿和(或)手臂到
空中(远离身体)。

本体感觉/功能

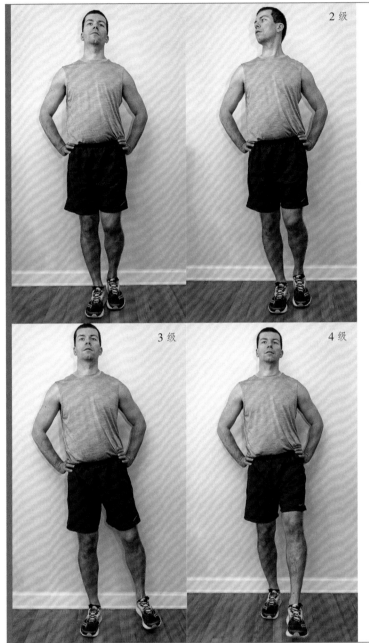

2级

3级

4级

单腿平衡

第1步:单腿站立,膝关节微微弯曲,双手放
　　　在髋部,同时髋部保持水平,保持
　　　良好体态。

第2步:收紧腹部,保持姿势。

注意:确保髋部不会下降或身体向一侧倾斜。

重复:保持30秒。

组数:在需要的一侧进行3组,组间休息
　　　30秒。

频率:每周3~5次。

2级:慢慢地向左右看,然后向上下看。

3级:把抬起的腿再向外移动一些(臀部不
　　　要抬起);然后再把腿恢复至开始位置。

4级:慢慢地前后移动抬起的腿。

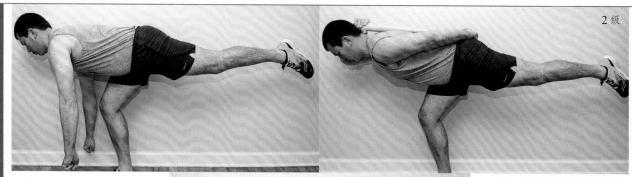

2级

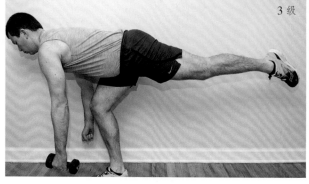

3级

单腿硬拉

体位：站立位。

第1步：单腿站立,膝关节微微弯曲,收紧站立腿的臀部,同时保持臀部水平,不要下沉臀部或向一侧倾斜。

第2步：收紧腹部。

第3步：以支撑腿髋关节的后部为轴心,身体前倾,支撑腿的膝关节保持轻微弯曲,臀部用力,这样臀部就不会向侧面突出。

第4步：下蹲时将另一条腿向后伸,使身体(头部、颈部、背部、腿部)保持一条直线,臀部保持水平。

第5步：保持背部水平,收紧臀部使自己回到起始位置。

重复：10次。

组数：在需要的一侧进行3组,组间休息30秒。

频率：每周3~5次。

注意：只能降低到允许保持正确姿势的深度。当感觉背部开始出现转动,臀部突出,或腘绳肌有拉伸感时,停止练习。

2级：用双手握住一根紧贴脊柱的棍子。当身体前倾时,棍子不应该从背上掉下来。

3级：在与支撑腿相对的手中加上负重。重量不要过重,否则背部无法保持水平,必须控制重量。

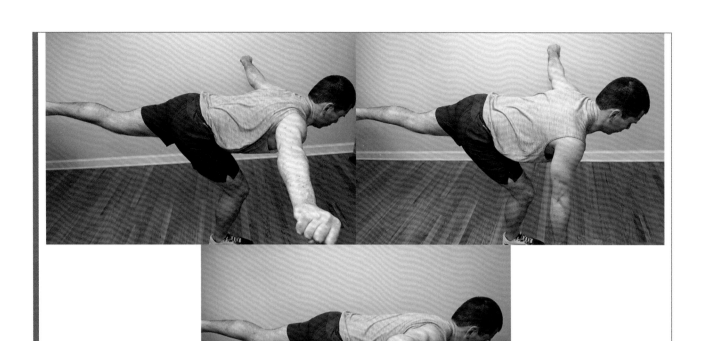

燕式平衡

体位:站立位。

第1步:单腿站立,稳定臀部和核心。

第2步:以臀部为轴心,使躯干平行于地板,并将手臂外展,垂直于躯干,平行于地板。

第3步:将一只手臂向地板方向移动,然后回到起始位。

第4步:换另一只手臂。

重复:每只手臂交替完成10次,保持支撑腿的稳定性。

组数:在需要的一侧进行3组,组间休息30秒。

频率:每周3~5次。

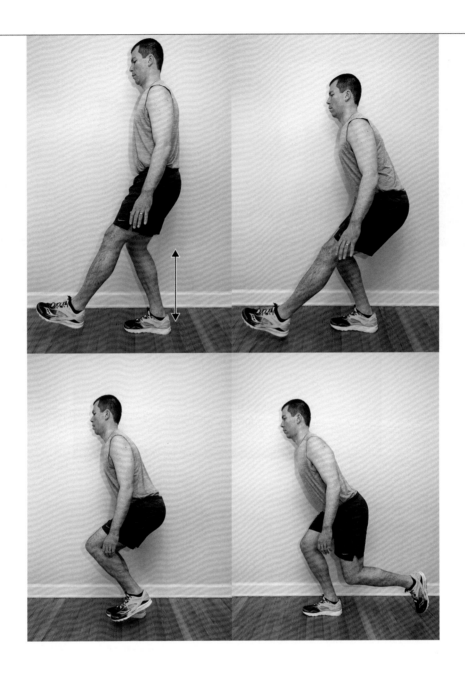

单腿下蹲

体位:双足分开站立,膝关节微微弯曲。

第1步:转移重心,这样就可以用一条腿站立。

第2步:单腿缓慢下蹲,屈髋和屈膝,通过臀部向后坐。

重复:10 次。

组数:进行 3 组,组间休息 30 秒。

频率:每周 3~5 次。

注意:在保持平衡的前提下,尽可能深蹲,臀部保持水平,臀、膝、踝呈一条直线。不要让膝关节内扣或外
翻。此外,如果你想要分离髌骨和(或)股四头肌肌腱,可以使用前文所示的斜板。

选择:试着把另一条腿放在不同的位置,如前面(更困难)、旁边或后面(更容易)。

(金星 译)

参考文献

1. Logerstedt D, Arundale A, Lynch A, et al. A conceptual framework for a sports knee injury performance profile (SKIPP) and return to activity criteria (RTAC). *Braz J Phys Ther.* 2015;19(5):340–359. doi:10.1590/bjpt-rbf.2014.0116.

2. Frizziero A, Trainito S, Oliva F, et al. The role of eccentric exercise in sport injuries rehabilitation. *Br Med Bull.* 2014;110(1):47–75. doi:10.1093/bmb/ldu006.

3. Busija L, Bridgett L, Williams SRM, et al. Osteoarthritis. *Best Pract Res Clin Rheumatol.* 2010;24(6):757–768. doi:10.1016/j.berh.2010.11.001.

4. Rannou F, Poiraudeau S. Non-pharmacological approaches for the treatment of osteoarthritis. *Best Pract Res Clin Rheumatol.* 2010;24:93–106. doi:10.1016/j.berh.2009.08.013.

5. Nguyen C, Lefèvre-Colau MM, Poiraudeau S, et al. Rehabilitation (exercise and strength training) and osteoarthritis: a critical narrative review. *Ann Phys Rehabil Med.* 2016;59(3):190–195. doi:10.1016/j.rehab.2016.02.010.

6. Baliunas AJ, Hurwitz DE, Ryals AB, et al. Increased knee joint loads during walking are present in subjects with knee osteoarthritis. *Osteoarthritis Cartilage.* 2002;10:573–579. doi:10.1053/joca.2002.0797.

7. Woollard JD, Gil AB, Sparto P, et al. Change in knee cartilage volume in individuals completing a therapeutic exercise program for knee osteoarthritis. *J Orthop Sports Phys Ther.* 2011;41(10):708–722. doi:10.2519/jospt.2011.3633.

8. Willson JD, Kernozek TW, Arndt RL, et al. Gluteal muscle activation during running in females with and without patellofemoral pain syndrome. *Clin Biomech (Bristol, Avon).* 2011;26(7):735–740. doi:10.1016/j.clinbiomech.2011.02.012.

9. Baldon Rde M, Serrão FV, Scattone Silva R, et al. Effects of functional stabilization training on pain, function, and lower extremity biomechanics in women with patellofemoral pain: a randomized clinical trial. *J Orthop Sports Phys Ther.* 2014;44(4):240–A8. doi:10.2519/jospt.2014.4940.

10. Murtaugh B, Ihm JM. Eccentric training for the treatment of tendinopathies. *Curr Sports Med Rep.* 2013;12(3):175–182. doi:10.1249/JSR.0b013e3182933761.

11. Schwartz A, Watson JN, Hutchinson MR. Patellar tendinopathy. *Sports Health.* 2015;7(5):415–420. doi:10.1177/1941738114568775.

12. Hirschmann MT, Müller W. Complex function of the knee joint: the current understanding of the knee. *Knee Surg Sports Traumatol Arthrosc.* 2015;23(10):2780–2788. doi:10.1007/s00167-015-3619-3.

13. Macleod TD, Snyder-Mackler L, Buchanan TS. Differences in neuromuscular control and quadriceps morphology between potential copers and noncopers following anterior cruciate ligament injury. *J Orthop Sports Phys Ther.* 2014;44(2):76–84. doi:10.2519/jospt.2014.4876.

14. Nilstad A, Krosshaug T, Mok KM, et al. Association between anatomical characteristics, knee laxity, muscle strength, and peak knee valgus during vertical drop-jump landings. *J Orthop Sports Phys Ther.* 2015;45(12):998–1005. doi:10.2519/jospt.2015.5612.

15. Lubahn AJ, Kernozek TW, Tyson TL, et al. Hip muscle activation and knee frontal plane motion during weight bearing therapeutic exercises. *Int J Sports Phys Ther.* 2011;6(2):92–103. PubMed PMID: 21713231.

16. Rath E, Richmond JC. The menisci: basic science and advances in treatment. *Br J Sports Med.* 2000;34(4):252–257. doi:10.1136/bjsm.34.4.252.

17. Kak HB, Park SJ, Park BJ. The effect of hip abductor exercise on muscle strength and trunk stability after an injury of the lower extremities. *J Phys Ther Sci.* 2016;28(3):932–935. doi:10.1589/jpts.28.932.

18. Palmer K, Hebron C, Williams JM. A randomised trial into the effect of an isolated hip abductor strengthening programme and a functional motor control programme on knee kinematics and hip muscle strength. *BMC Musculoskelet Disord.* 2015;16:105. doi:10.1186/s12891-015-0563-9.

19. Baker RL, Fredericson M. Iliotibial band syndrome in runners: biomechanical implications

and exercise interventions. *Phys Med Rehabil Clin N Am*. 2016;27(1):53–77. doi:10.1016/j.pmr.2015.08.001.

20. Fredericson M, Cookingham CL, Chaudhari AM, et al. Hip abductor weakness in distance runners with iliotibial band syndrome. *Clin J Sport Med*. 2000;3:169–175. PubMed PMID: 10959926.

21. Distefano LJ, Blackburn JT, Marshall SW, et al. Gluteal muscle activation during common therapeutic exercises. *J Orthop Sports Phys Ther*. 2009;7:532–540. doi:10.2519/jospt.2009.2796.

第 **6** 章

足踝部损伤的家庭训练计划

Ian W.Wendel

引言

　　足踝部损伤与其他肌肉骨骼系统损伤不同,因为它们很难得到完全休息,大部分人都需要在日常的活动中使用到这些部位。与此同时,很多临床实践者可能认为针对足踝部位软组织损伤,应该大量使用非负重位的练习,但目前并没有研究证据支持这一理论。然而,有证据显示,针对踝关节扭伤和跟腱撕裂,受伤后第 2 天的早期负重与 4 周负重比较,对于踝关节扭伤来说,伤后 2 天负重组在伤后 3 周的疼痛较轻[1,2]。相似的研究结果也出现在踝关节手术后康复研究中[3]。据此,临床实践者应该避免过度保护及非负重,同时无须害怕对于踝关节和足部的软组织损伤进行家庭训练方案的进阶。同样的原则也适用于术后患者,但同时须谨记外科医生的限制性意见。

　　这些基础训练逐步开展的康复原则包括减轻疼痛、提升关节活动范围、力量、本体感觉,并进一步进行与运动及日常活动相关的训练,这些练习需要逐一按顺序完成。针对足踝损伤的常规原则是强调使用运动疗法,以恢复伤前关节活动度,同时提升跟腱柔韧性,促进本体感觉,并调整近端生物力学缺陷。更进一步,如有肌腱腱病,则需要进阶到离心力量训练。

改善性训练计划的目标

早期目标

- 重建关节活动范围和柔韧性(踝关节背屈和小腿三头肌柔韧性)
- 开始力量练习(足内肌)

中期目标

- 进阶力量(踝关节)

后期目标

- 重建力量,包括肌腱病的相应肌肉的离心力量
- 促进踝关节本体感觉及协调性

踝关节扭伤

踝关节扭伤是一个非常容易出现的运动损伤,很多人在受伤后并不会寻求医疗人员的帮助,基本就是依靠受伤后的休息、冰敷、加压包扎和抬高患肢来进行恢复。不幸的是,这些康复原则并不强调踝关节的本体感觉训练。在许多病例中,一个扭伤的踝关节,其踝关节本体感觉将出现异常,这导致患者在未来出现再次损伤。据此,为避免慢性踝关节不稳[4,5],对于踝关节扭伤后的康复应该着重于进行本体感觉恢复。此外,包含可预测方向变化及不可预测方向变化的动态练习,如跳跃等,将比静态的平衡性练习获得更好的效果[6]。同时,相关研究文献建议,改变近端肌肉的功能与生物力学控制对于踝关节扭伤后的治疗有效。因此,同样应该强调骨盆和核心力量训练[7]。

推荐训练

基础训练

关节活动范围/拉伸/灵活性:小腿拉伸 A 或 B、画字母

强化训练:捡弹珠

中级训练

继续进行基础训练

强化训练:踝关节内翻向心训练、踝关节外翻向心训练、踝关节背屈向心训练

高级训练

继续进行基础训练和中级训练

本体感觉/功能:单腿点地、单腿支撑抛接网球、站平衡板

跟腱病

跟腱病是一种较为复杂的疾病,因为康复周期往往较长。同时,除了前述提到的训练原则外,对于跟腱病的患者,额外的跟腱离心力量训练显示有更多的有益效应[8-11]。

推荐训练

基础训练

关节活动范围/拉伸/灵活性:泡沫轴滚动(小腿)、毛巾拉伸、小腿拉伸 A 或 B、比目鱼肌拉伸

强化训练:足趾抓毛巾

中级训练

继续进行基础训练

强化训练:提踵

高级训练

继续进行基础训练和中级训练

强化训练:跟腱离心力量训练

本体感觉/功能:单腿点地、单腿支撑抛接网球

胫后肌肌腱病

胫后肌肌腱病的发生率比前述提到的两种疾病(踝关节扭伤、跟腱病)要低。但同样需要牢记,对于所有肌腱病,针对肌腱的力量训练是非常重要的。针对胫后肌肌腱,应该使用主动的足外展抗阻作为离心练习方案,与此同时也应使用足内收对抗阻力的向心力量训练[12,13]。Kulig 等[12]的研究显示,针对这一问题的治疗,胫后肌的离心力量的增加比向心力量或肌腱拉伸更为重要。

推荐训练

基础训练

关节活动范围/拉伸/灵活性:泡沫轴滚动(小腿)、毛巾拉伸、小腿拉伸 A 或 B

强化训练:足趾抓毛巾

中级训练

继续进行基础训练

强化训练:踝关节内翻向心训练、提踵

高级训练

继续进行基础训练和中级训练

强化训练:胫骨后肌离心力量训练

本体感觉/功能:单腿点地、单腿支撑抛接网球

足底筋膜炎

足底筋膜炎的治疗非常困难。文献研究建议,牵伸足底筋膜可能是最为重要的用于患者症状的练习[14,15]。足内肌力量应该被纳入足踝的基础训练中,但是目前尚不明确相关练习的有益效益。

推荐训练

基础训练

关节活动范围/拉伸/灵活性:易拉罐滚足底、毛巾拉伸、牵伸足底筋膜

强化训练:足趾抓毛巾、捡弹珠

中级训练

继续进行基础训练

强化训练:提踵

高级训练

继续进行基础训练和中级训练

强化训练:跟腱离心力量训练

本体感觉/功能:单腿点地、单腿支撑抛接网球

关节活动范围/拉伸/灵活性

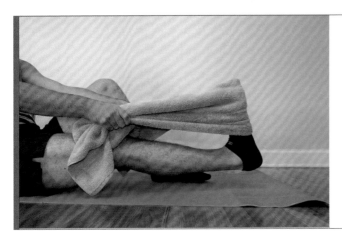

毛巾拉伸

体位:坐位。

第1步:将毛巾套住脚掌,并进行小腿牵拉。

第2步:换腿。

重复:保持10秒。

组数:3组,组间休息30秒。

频率:每天1次。

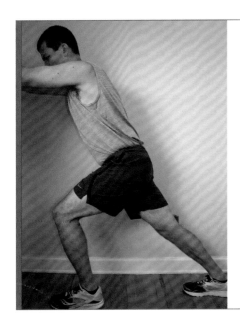

小腿拉伸A

体位:站立位。

第1步:站立位,两腿前后站立呈弓步。

第2步:前侧腿膝关节屈曲,后侧腿保持伸直;足跟放于地面。

第3步:换腿。

重复:保持10秒。

组数:3组,组间休息30秒,双侧进行。

频率:每天1次。

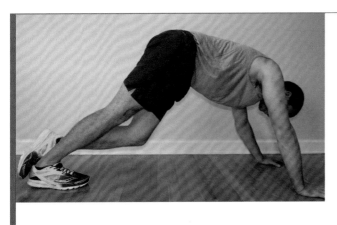

小腿拉伸B

体位:类似于俯卧撑的体位。

第1步:两腿交叉,位于下方的一侧足跟放置于
　　　　地面。

第2步:换腿。

重复:保持10秒。

组数:3组,组间休息30秒,双侧进行。

频率:每天1次。

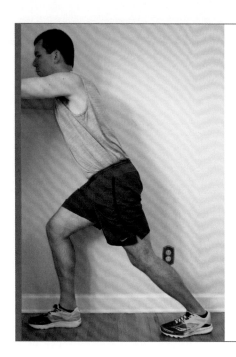

比目鱼肌拉伸

体位：站立位。

第 1 步：两腿前后站立呈弓步。

第 2 步：前侧腿膝关节屈曲，后侧腿也同样膝关节屈曲，足跟放于地面。

第 3 步：换腿。

重复：保持 10 秒。

组数：3 组，组间休息 30 秒，双侧进行。

频率：每天 1 次。

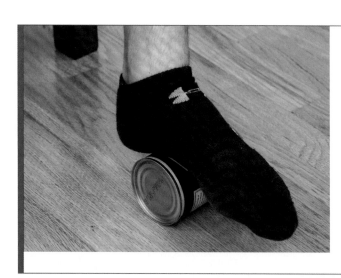

易拉罐滚足底

体位：坐在椅子上。

第 1 步：将易拉罐放在足底(也可以使用高尔夫球或曲棍球)。

第 2 步：在足底来回滚动。

第 3 步：换腿。

重复：持续进行 2 分钟。

组数：1 组，双侧进行。

频率：每天 1 次。

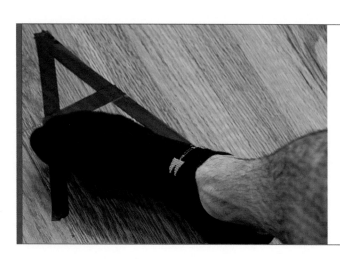

画字母

体位：坐在椅子上。

第 1 步：用患足在空中进行字母书写。

重复：写完一个字母表。

组数：患侧 3 组，组间休息 30 秒。

频率：每天 1 次。

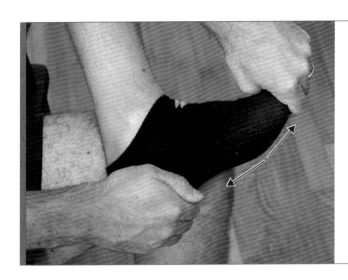

牵伸足底筋膜

体位：坐在椅子上。

第1步：两腿交叉，患侧腿在上。

第2步：握住足跟和跖骨上部，进行牵拉。

重复：保持10秒。

组数：3组，组间休息30秒，双侧进行。

频率：每天1次。

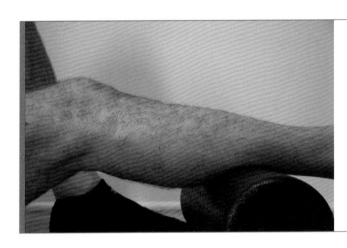

泡沫轴滚动(小腿)

体位：坐位或躺在地上。

第1步：将小腿或腿部侧面放于泡沫轴上。

第2步：来回滚动，对目标区域进行按摩。

重复：持续进行1~2分钟。

组数：患侧1组。

频率：每天1次。

强化训练

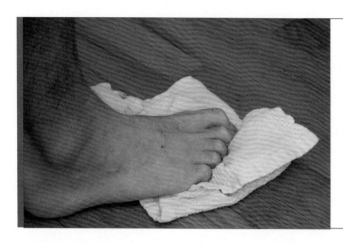

足趾抓毛巾

体位:坐在椅子上。

第1步:用足趾抓毛巾。

第2步:保持1~2秒,然后放松。

重复:双足各进行10次。

组数:3组,组间休息30秒。

频率:每周3~5次。

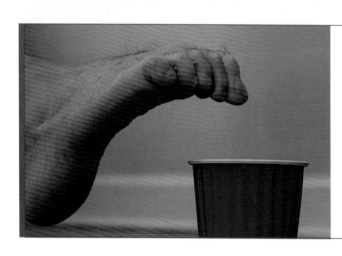

捡弹珠

体位:坐在椅子上。

第1步:用足趾捡弹珠(或使用相同大小的物体)。

第2步:将弹珠移向左右两侧,放入杯中。

重复:10次。

组数:3组,组间休息30秒。

频率:每周3~5次。

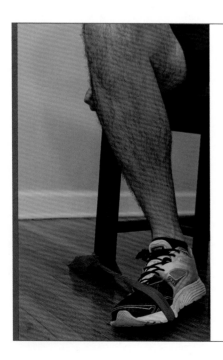

踝关节内翻向心训练

体位:坐在椅子上。

第1步:将弹力带环绕在训练侧足上。

第2步:将足抗阻向内翻。

第3步:回到原位。

重复:10次。

组数:3组,组间休息30秒。

频率:每周3~5次。

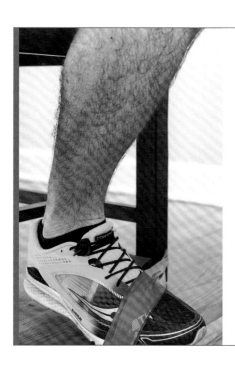

踝关节外翻向心训练

体位:坐在椅子上。

第 1 步:将弹力带环绕在训练侧足上。

第 2 步:将足抗阻向外翻。

第 3 步:回到原位。

重复:10 次。

组数:3 组,组间休息 30 秒。

频率:每周 3~5 次。

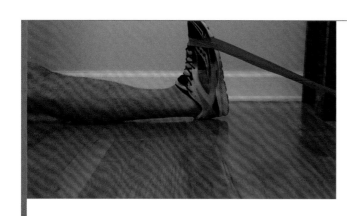

踝关节背屈向心训练

体位:坐在地上。

第 1 步:将弹力带环绕在训练侧足上。

第 2 步:将足抗阻背屈。

第 3 步:回到原位。

重复:10 次。

组数:3 组,组间休息 30 秒。

频率:每周 3~5 次。

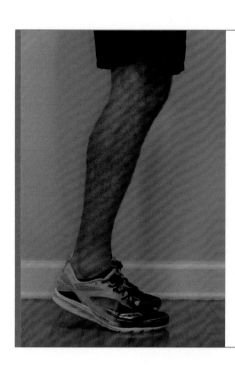

提踵

体位:站立位。

第 1 步:站在椅子或桌子边,如有必要,可使用其他方式辅助平衡。

第 2 步:踮起足尖,然后缓慢下落。

替代方案:为了更有挑战性,可以使用单腿提踵。

重复:10 次。

组数:3 组,组间休息 30 秒。

频率:每周 3~5 次。

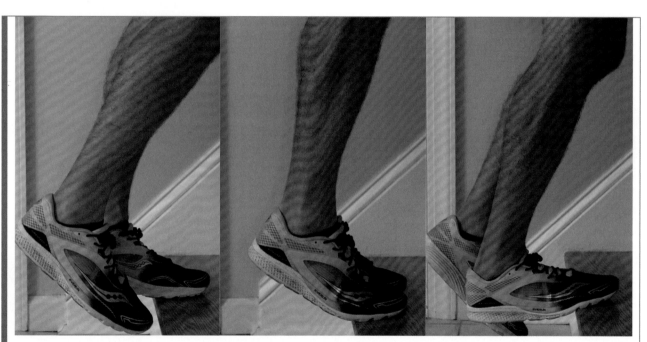

跟腱离心力量训练

体位:站立在台阶上。

第 1 步:使用非患侧站在台阶边进行提踵。

第 2 步:使用患侧在低于台阶的一点支撑,并且缓慢下落。

替代方案:如果可以,使用双侧提踵,并且使用患侧单腿支撑缓慢下落。

重复:10 次,如果可以,双侧均进行练习。

组数:3 组,组间休息 30 秒。

频率:每周 3~5 次。

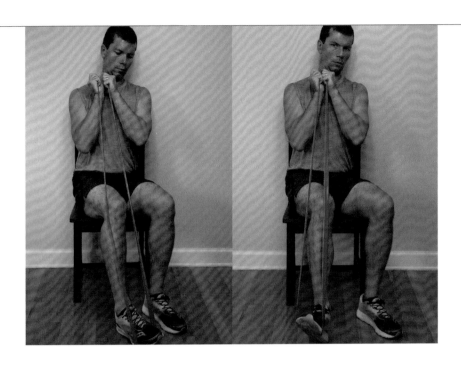

胫骨后肌离心力量训练

体位:坐在椅子或床上,手持弹力带,环绕住前足底并置于中立位。

第1步:将前足底下压并向内。

第2步:将弹力带牵拉到一侧肩关节。

第3步:足部缓慢回到起始位置,然后继续向上和向外的动作。

重复:患侧重复进行10次,可以的话,双侧均进行练习。

组数:3组,组间休息30秒。

频率:每周3~5次。

本体感觉/功能

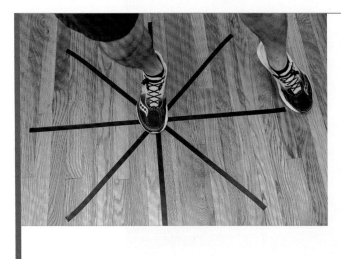

单腿点地

体位:站立位。

第1步:使用患侧站立。

第2步:运用非患侧腿,缓慢向6个方向轻点地面,画星形。

重复:患侧重复进行10次,可以的话,双侧均进行练习。

组数:5组,组间休息30秒,此后可进行健侧下肢的训练。

频率:每周3~5次。

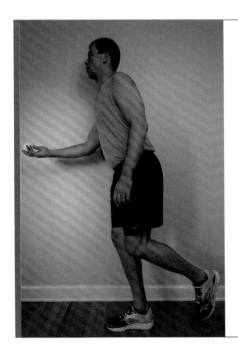

单腿支撑抛接网球

体位:站立位。

第1步:使用患侧站立。

第2步:向墙面扔球并接住,或者让同伴扔球。

重复:10次。

组数:3组,组间休息30秒,此后可进行健侧下肢的训练。

频率:每周3~5次。

2级:站立在枕头上或平衡垫上;扔球的方向可在身体侧方,需要伸手才能接球。

3级:在平地上单腿跳;扔球的方向可在身体侧方,需要伸手才能接球。

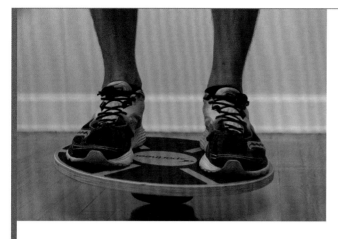

站平衡板

体位：坐在椅子上,双脚踩踏于放置在地面的平衡板上。

第1步：旋转平衡板向各个方向,保持一个边缘始终在地面上。然后前后滚动,左右滚动。

第2步：站在平衡板上1分钟,使用椅子作为支撑。

第3步：休息30秒。

第4步：站在平衡板上向多个方向转圈,保持一个边缘始终在地面上。然后前后滚动,左右滚动,持续2分钟。

重复：1~3次。

组数：1~3组。

频率：每周3~5次。

（孙杨　译）

参考文献

1. van der Eng DM, Schepers T, Goslings JC, et al. Rerupture rate after early weightbearing in operative versus conservative treatment of Achilles tendon ruptures: a meta-analysis. *J Foot Ankle Surg.* 2013;52(5):622–628. doi:10.1053/j.jfas.2013.03.027.

2. Eiff MP, Smith AT, Smith GE. Early mobilization versus immobilization in the treatment of lateral ankle sprains. *Am J Sports Med.* 1994;22(1):83–88. doi:10.1177/036354659402200115.

3. Lee DH, Lee KB, Jung ST, et al. Comparison of early versus delayed weightbearing outcomes after microfracture for small to midsized osteochondral lesions of the talus. *Am J Sports Med.* 2012;40(9):2023–2028. doi:10.1177/0363546512455316.

4. Eils E, Rosenbaum D. A multi-station proprioceptive exercise program in patients with ankle instability. *Med Sci Sports Exerc.* 2001;33(12):1991–1998. doi:10.1097/00005768-200112000-00003.

5. Holmes A, Delahunt E. Treatment of common deficits associated with chronic ankle instability. *Sports Med.* 2009;39(3):207–224. doi:10.2165/00007256-200939030-00003.

6. McKeon PO, Ingersoll CD, Kerrigan DC, et al. Balance training improves function and postural control in those with chronic ankle instability. *Med Sci Sports Exerc.* 2008;40(10):1810–1819. doi:10.1249/MSS.0b013e31817e0f92.

7. Bullock-Saxton JE. Local sensation changes and altered hip muscle function following severe ankle sprain. *Phys Ther.* 1994;74(1):17–28; discussion 28–31. doi:10.1093/ptj/74.1.17.

8. Ohberg L, Lorentzon R, Alfredson H. Eccentric training in patients with chronic Achilles tendinosis: normalised tendon structure and decreased thickness at follow up. *Br J Sports Med.* 2004;38(1):8–11; discussion 11. doi:10.1136/bjsm.2001.000284.

9. Mafi N, Lorentzon R, Alfredson H. Superior short-term results with eccentric calf muscle training compared to concentric training in a randomized prospective multicenter study on patients with chronic Achilles tendinosis. *Knee Surg Sports Traumatol Arthrosc.* 2001;9(1):42-47. doi:10.1007/s001670000148.

10. Alfredson H, Pietila T, Jonsson P, et al. Heavy-load eccentric calf muscle training for the treatment of chronic Achilles tendinosis. *Am J Sports Med.* 1998;26(3):360–366. doi:10.1177/03635465980260030301.

11. van der Plas A, de Jonge S, de Vos RJ, et al. A 5-year follow-up study of Alfredson's heel-drop exercise programme in chronic midportion Achilles tendinopathy. *Br J Sports Med.* 2012;46(3):214–218. doi:10.1136/bjsports-2011-090035.

12. Kulig K, Reischl SF, Pomrantz AB, et al. Nonsurgical management of posterior tibial tendon dysfunction with orthoses and resistive exercise: a randomized controlled trial. *Phys Ther.* 2009;89(1):26–37. doi:10.2522/ptj.20070242.

13. Rees JD, Wilson AM, Wolman RL. Current concepts in the management of tendon disorders. *Rheumatology (Oxford).* 2006;45(5):508–521. doi:10.1093/rheumatology/kel046.

14. Digiovanni BF, Nawoczenski DA, Malay DP, et al. Plantar fascia-specific stretching exercise improves outcomes in patients with chronic plantar fasciitis. A prospective clinical trial with two-year follow-up. *J Bone Joint Surg Am.* 2006;88(8):1775–1781. doi:10.2106/JBJS.E.01281.

15. DiGiovanni BF, Nawoczenski DA, Lintal ME, et al. Tissue-specific plantar fascia-stretching exercise enhances outcomes in patients with chronic heel pain. A prospective, randomized study. *J Bone Joint Surg Am.* 2003;85-A(7):1270–1277. doi:10.2106/00004623-200307000-00013.

第 7 章

颈椎损伤的家庭训练计划

Gary Mascilak

引言

每年有 30%~50% 人遭受各种形式的颈部疼痛[1]。本章我们针对 4 种颈椎病进行讨论，尽管部分患者同时伴有多种症状，但是每种情况都具有独特性。颈椎病一经确诊，在制订康复治疗计划时，必须考虑到每个患者的具体情况。为了更好地帮助这些"颈椎病"患者，我们必须准确评估躯体的邻近区域，如胸椎和肩胛骨复合体，以鉴定姿势不良、活动性和稳定性功能障碍，制订适当的治疗和运动干预措施。在制订康复计划时注意循序渐进地提高患者康复水平：首先是疼痛控制；然后是关节活动范围（ROM），增强肌肉力量和本体感觉；最后，进行与活动有关的或专门的运动练习。然而生活中，很多人长期处于姿势不良状态，因此在进行康复训练前需要先解决该问题。

方向特异性

在任何涉及脊柱的康复训练中，方向特异性是一个非常重要的因素，尤其颈椎在各个运动方向大幅度活动时。简单地说，方向是指在特定的方向上进行锻炼，以减少颈部疼痛，例如，若有外周神经根症状，可以利用"中立位"训练来缓解。多数治疗机械性疼痛的临床医生都非常熟悉 Mckenzie 分类法，该方法将症状分为精神错乱、功能障碍或姿势异常[2]。McKenzie 诊断和治疗（MDT）方法被许多康复治疗师认为是诊断和治疗神经根型颈椎病患者的标准和首选训练方案。

在完整的姿势评估后，首选的治疗方向是通过保持姿势或特定反复的运动来减轻疼痛，并再次评估神经根症状。除了确定屈曲、伸展、侧屈和旋转位置的偏差，在评估过程中，确定哪些位置和运动导致症状边缘化，然后避免这些位置也是同样重要的。

无论是急性椎间盘突出或退行性椎间孔狭窄引起的神经根病，还是肌筋膜或小关节引起的疼痛，临床确定方向性偏差都应在所有适合于治疗性运动的颈椎病患者的关节活动范围之内、牵伸和加强运动处方之中予以考虑，从而不用担心颈椎不稳。

改善性训练计划的目标

早期目标

- 恢复正常姿势
- 方向特异性评估
- 恢复颈椎关节活动范围和灵活性

中期目标

- 恢复颈部和胸部肌肉力量,包括稳定肌群

后期目标

- 改善本体感觉和协调运动

颈椎小关节病变

颈部疼痛是第二常见的肌肉骨骼疾病,每年有 30%~50%的人受此影响[3]。研究表明,在慢性颈部疼痛的患者中,关节突或关节突介导性疼痛患病率为 25%~65%[4-6]。颈椎小关节是由上颈椎下关节突(IAP)和下颈椎上关节突(SAP)的关节构成,颈神经背侧支或内侧支在一定程度上的异常支配是引起剧烈疼痛的原因。小关节疼痛可表现为局部症状及强直性疼痛。某些运动会使关节连接处发生错位,引起关节突介导性疼痛,特别是在急性炎症期,因此应避免。通过保持姿势和重复动作,早期方向偏好评估可清楚地显示引起疼痛的位置和范围。通常颈椎的伸展和侧屈可以诱发颈椎小关节疼痛,故这些动作在早期应避免。

推荐训练

基础训练

关节活动范围/灵活性/活动性:坐姿矫正(Bruegger)、颈椎回缩(收下颌)、颈椎关节活动范围(屈曲/伸展、旋转、侧屈)、肩胛提肌伸展、上斜方肌伸展、中斜角肌伸展、胸肌伸展、胸椎旋转活动度训练(穿针引线)

中级训练

继续进行基础训练

强化训练:颈椎等长训练:回缩/侧屈/屈曲、颈椎深部屈肌强化

本体感觉/功能:俯卧式肩胛骨回缩

高级训练

继续进行基础训练和中级训练

本体感觉/功能:贴墙站立、俯卧"T""Y""I""W"训练

颈椎椎间盘病变

据估计,20%的慢性颈痛可能由颈椎间盘病变引起[6]。颈椎间盘由纤维状的外环和中央果冻状的髓核组成。正常情况下髓核可以承受轴向负荷,起到减震效果,同时还可以提供较大的关节活动范围。椎间盘纤维环的后外侧面具有丰富的机械感受器,以及疼痛感受器,这些疼痛感受器可感知局部颈痛和从枢椎到枕骨、肩关节复合体或上肢疼痛。长时间的伏案工作、开车、不正确的睡姿占据我们一天中75%以上的时间,导致颈部姿势不良,给椎间盘和周围骨骼、肌肉和韧带带来压力,从而导致长时间的静态或重复性微创伤。另外,如果颈椎在任何方向有力地或创伤地移动,尤其是屈曲动作,颈椎椎间盘损伤可以随之发生。因此,牢记颈椎间盘病的解剖学和病理学基础是开具治疗处方时的必要因素。为了不加重患者症状,运动方案可以是指向性动作或者保守性方案。

推荐训练

基础训练

关节活动范围/灵活性/活动性:坐姿矫正(Bruegger)、颈椎回缩(收下颌)、颈椎关节活动范围(屈曲/伸展、旋转、侧屈)、肩胛提肌伸展、上斜方肌伸展、中斜角肌伸展、胸肌伸展、胸椎旋转活动度训练(穿针引线)

中级训练

继续进行基础训练

强化训练:颈椎等长训练:回缩/侧屈/屈曲、颈椎深部屈肌强化

本体感觉/功能:俯卧式肩胛骨回缩

高级训练

继续进行基础训练和中级训练

本体感觉/功能:贴墙站立、俯卧"T""Y""I""W"训练

颈神经根病变

颈椎神经根功能障碍或病理称为颈神经根病变。颈神经根病变的患病率低于腰骶神经根病变,但估计仍高达85/100 000[7]。最常见C7水平,约60%;C6水平,约25%[8]。在与患者讨论治疗方案时,控制疼痛是首要任务。抗炎药和止痛药通常用于帮助患者在早期开展活动性锻炼。研究表明,在减少疼痛和残疾方面,使用药物比使用术后围颈和卧床休息更

有效[9]。在早期活动和肌肉牵伸前进行物理治疗,如热、冷、超声和经皮电神经刺激(TENS),可以有效缓解疼痛,但需要注意使用禁忌证。除此之外,在减少疼痛和恢复功能方面,针灸、干针技术和各种形式的运动疗法均有积极作用。如前所述,MDT方法基于中心化的概念,针对脊椎产生的外周、神经根症状,随着特定的、基于检查的重复运动或通过采取特定的、持续的姿势而向脊柱"中心"移动[10]。指导患者避免固定的姿势或重复的动作,这些动作在机械检查中也可能引发外周症状,姿势训练和再教育在治疗所有与脊柱相关的疾病,特别是颈神经根病变方面至关重要。

通常情况下,出现神经根性症状的患者可能有影像学或先进影像学证据,证明关节病变或颈椎间盘受累引起的狭窄(中央或侧方隐窝)。这说明了临床检查在诊断中的重要性,应将临床检查与重复性运动评估相结合,从而确定治疗的方向偏好(即参照神经根症状的一侧,对侧支与同侧支)。在所有的关节活动范围伸展和加强练习时,也应利用这种方向性偏好。

推荐训练

基础训练

关节活动范围/灵活性/活动性:坐姿矫正(Bruegger)、颈椎回缩(收下颌)、颈椎关节活动范围(屈曲/伸展、旋转、侧屈)、肩胛提肌伸展、上斜方肌伸展、中斜角肌伸展、胸肌伸展、胸椎旋转活动度训练(穿针引线)

中级训练

继续进行基础训练

强化训练:颈椎等长训练:回缩/侧屈/屈曲、颈椎深部屈肌强化

本体感觉/功能:俯卧式肩胛骨回缩

高级训练

继续进行基础训练和中级训练

本体感觉/功能:贴墙站立、俯卧"T""Y""I""W"训练

上交叉姿势

大多数颈椎疾病的问题是常见的头部前倾(FHP)、双肩下塌、胸椎后凸、颈椎伸展和肩胛骨后缩。Janda将这种表现描述为上交叉综合征(UCS),具有肌肉促进和抑制交替两种模式[11]。在UCS中,最常见的弱小和受抑制的菱形肌、中/下斜方肌和颈深肌不被充分利用,直到促进的和紧张(对抗)的枕下肌、胸肌和上斜方肌得到适当的松解和伸展,才能最大限度地加强这些肌群。在《肌肉失衡的评估和治疗:Jonda的方法》一书中,Janda是通过增加感觉输入以促进本体感觉恢复,从而保持适当的肌肉紧张度和协调动作。他认为耐力训练需要重复的、协调的运动模式来实现。

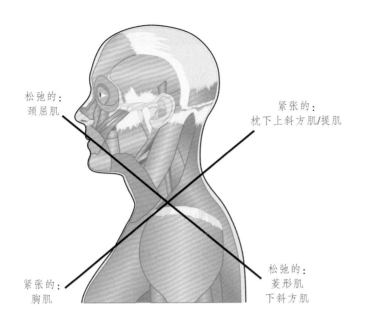

松弛的:
颈屈肌

紧张的:
枕下上斜方肌/提肌

紧张的:
胸肌

松弛的:
菱形肌
下斜方肌

推荐训练

基础训练

　　关节活动范围/灵活性/活动性:坐姿矫正(Bruegger)、颈椎回缩(收下颌)、枕骨下伸展、肩胛提肌伸展、上斜方肌伸展、胸肌伸展、枕骨下松解、俯卧胸肌松解、肩胛提肌松解

中级训练

继续进行基础训练

　　强化训练:颈椎等长训练:回缩/侧屈/屈曲、颈椎深部屈肌强化

　　本体感觉/功能:俯卧式肩胛骨回缩

高级训练

继续进行基础训练和中级训练

　　本体感觉/功能:贴墙站立、俯卧"T""Y""I""W"训练

关节活动范围/灵活性/活动性

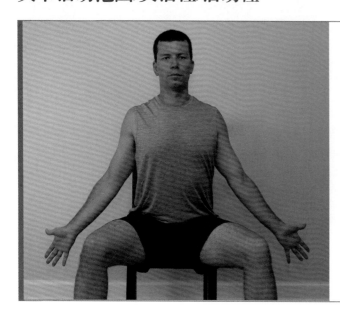

坐姿矫正(Bruegger)

体位:坐在椅子边缘。

第1步:手掌向前,拇指向后。

第2步:挺胸,双膝分开,下沉并内收肩胛骨,收下颌。

第3步:保持 5~10 秒。

重复:3~5 次。

组数:1 组。

频率:每隔 1 小时 1 次。

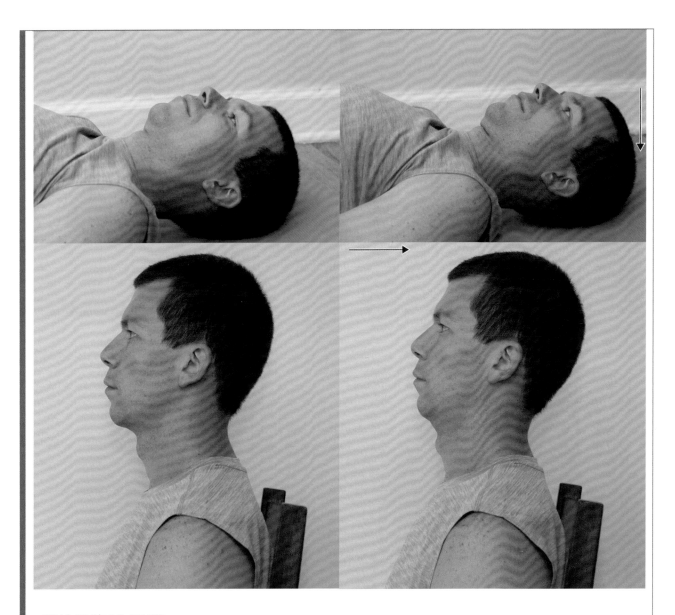

颈椎回缩(收下颌)

体位:仰卧位(坐位)。

第 1 步:牵引腹肌向脊柱方向运动。

第 2 步:双眼直视前方,收下颌,保持 3 秒(保持深吸呼吸,放松颈部和胸部)。

重复:10~15 次。

组数:2~3 组。

频率:每天 2~3 次。

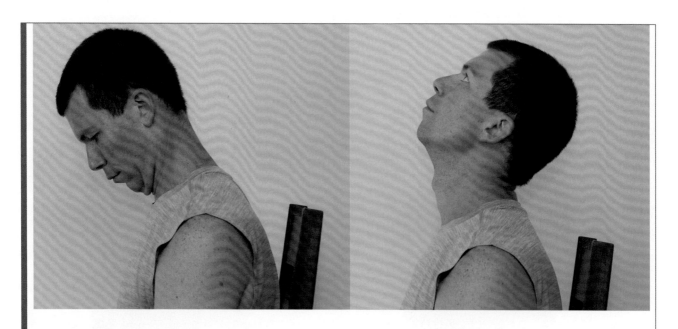

颈椎屈曲/伸展

体位:坐在有靠背的椅子上(面对镜子以获得视觉反馈)。

第1步:挺胸,收下颌。

第2步:缓慢而渐进地将头部向下拉向胸部,然后将头部向后拉,类似于"是"的点头动作。

第3步:在整个运动中保持收下颌。

重复:15次(在无痛的情况下,关节活动度达到50%、75%、100%时分别5次)。

组数:牵伸活动前1组。

频率:每天2~3次。

注意:如果出现颈部疼痛或外周症状,请停止训练并联系医生。

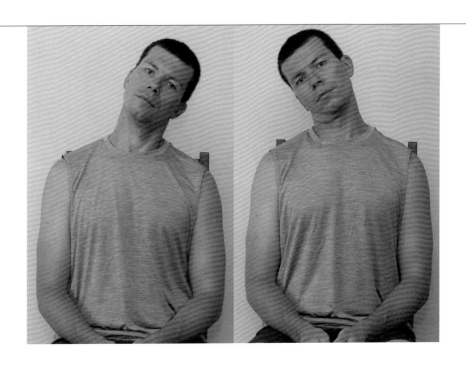

颈椎侧屈

体位:坐在有靠背的椅子上(面对镜子以获得视觉反馈)。

第1步:挺胸,收下颌。

第2步:保持第1步动作,缓慢而渐进地将耳向左右两侧肩部倾斜(避免转动头部)。

重复:15 次(在无痛的情况下,关节活动度达到 50%、75%、100%时分别 5 次)。

组数:牵伸活动前 1 组。

频率:每天 2~3 次。

注意:如果出现颈部疼痛或外周症状,请停止训练并联系医生。

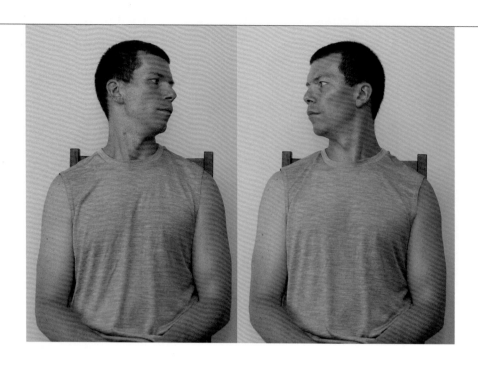

颈椎旋转

体位:坐在有靠背的椅子上(面对镜子以获得视觉反馈)。

第1步:挺胸,收下颌。

第2步:保持第1步动作,缓慢而渐进地将头部转向两侧,类似模仿"不"的姿势。

重复:15次(在无痛的情况下,关节活动度达到50%、75%、100%时分别5次)。

组数:牵伸活动前1组。

频率:每天2~3次。

注意:如果出现颈部疼痛或外周症状,请停止训练并联系医生。

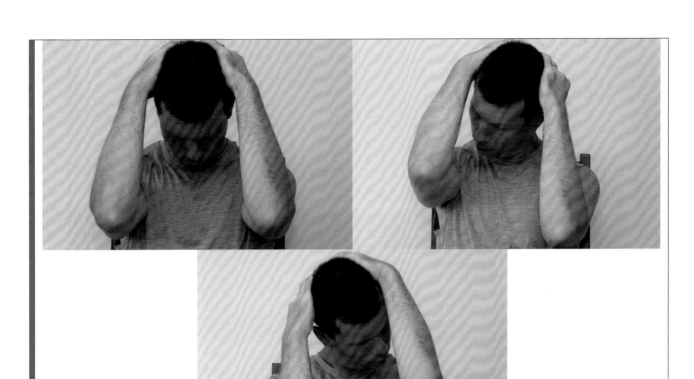

枕骨下伸展

体位：坐位。

第 1 步：收下颌，使耳与肩部垂直。

第 2 步：如图所示，双手抱住头，轻缓地将下颌移动到胸部，保持 30~60 秒。

第 3 步：保持第 2 步，将头部稍微向右转，然后再次将下颌移动到胸部。

第 4 步：保持 30~60 秒，向左侧重复该动作。

组数：1~3 组。

频率：每天 2~3 次。

注意：如果出现颈部疼痛或外周症状，请停止训练并联系医生。

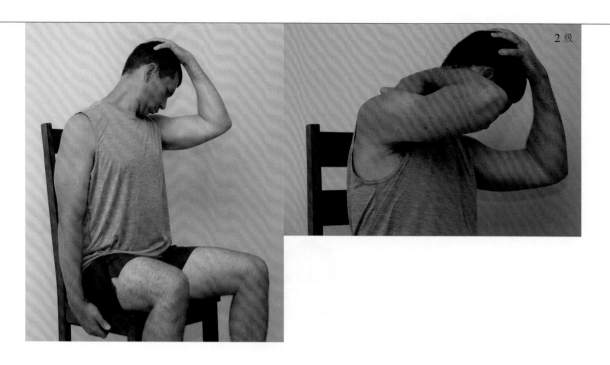

肩胛提肌伸展

体位:坐在有靠背的椅子上,挺胸,收下颌,双耳与肩平行。

第1步:拉伸右侧时,右手抓握椅子下方以固定或将手置于臀下固定。

第2步:左耳向左肩倾斜,头部向左转,向下看。

第3步:当牵伸侧肌张力减弱后,把左手放在头顶,使下颌进一步向左髋移动。

第4步:保持30秒至2分钟(或直到感觉放松),另外一侧重复。

组数:1~3组。

频率:每天2~3次。

注意:如果出现颈部疼痛或外周症状,请停止训练并联系医生。

2级:如图所示,用固定住的右手触摸右肩。

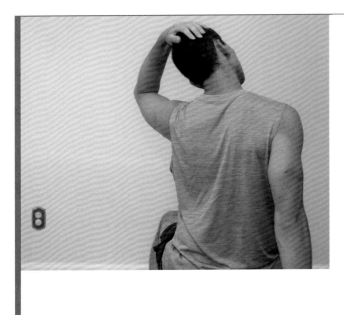

上斜方肌伸展

体位：坐在有靠背的椅子上，挺胸，收下颌，双耳与肩平行。

第1步：拉伸右侧时，右手抓握椅子下方以固定或将手置于臀下固定。

第2步：左耳向左肩倾斜，直到感觉到伸展，然后慢慢向右转动头，增加肌张力。

第3步：将左手放在头顶，缓慢使左耳向下、向前朝左髋移动。

第4步：维持30秒至2分钟（或直到感觉放松），另外一侧重复。

组数：1~3组。

频率：每天2~3次。

注意：如果出现颈部疼痛或外周症状，请停止训练并联系医生。

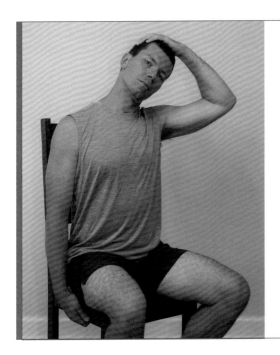

中斜角肌伸展

体位：坐在有靠背的椅子上，挺胸，收下颌，双耳与肩平行。

第1步：拉伸右侧时，右手抓握椅子下方进行固定。

第2步：缓慢将左耳向左肩倾斜，鼻子保持朝向前方。

第3步：将左手放在头顶，使左耳进一步靠近左肩，直到感觉舒适伸展。

第4步：维持30秒至2分钟（或直到感觉放松），另外一侧重复。

组数：1~3组。

频率：每天2~3次。

注意：如果出现颈部疼痛或外周症状，请停止训练并联系医生。

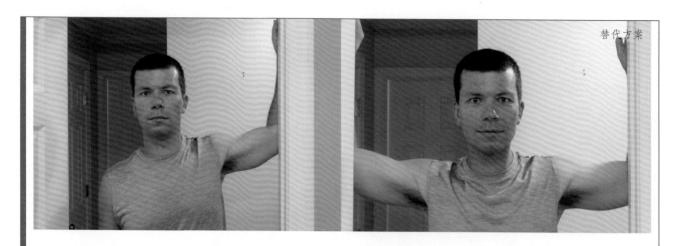

单侧臂胸肌伸展

体位:位于门前,用一侧前臂/手支撑,肘部高于肩部。

第1步:收腹以防止下背部拱起,下颌内收,耳与肩平行。

第2步:缓慢移动躯干远离支撑臂,直到感觉到伸展。

第3步:维持30秒至2分钟,或直到感觉放松,另外一侧重复。

替代方案:如前所述,站在房间的门口或角落,双臂同时伸展而不转动躯干;相反,身体微微前倾,直到感觉到伸展。

组数:1~3组。

频率:每天2~3次。

注意:不要过度前倾,尤其是有肩部不稳定病史的患者。

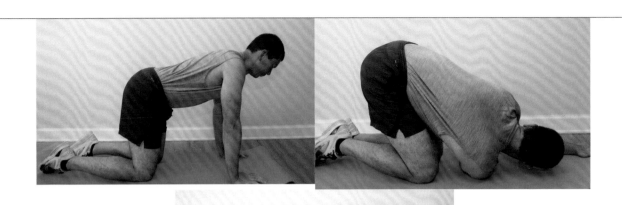

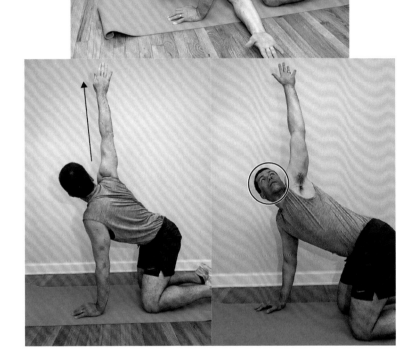

胸椎旋转活动度训练(穿针引线)

体位:双膝跪位。

第1步:收下颌,收腹,防止背部拱起。

第2步:手掌朝上,将手臂滑到身体下方。

第3步:手臂垂直向上伸展,同时通过支撑肩伸展。

第4步:运动过程中头部转动,眼部追视移动的手。

重复:每侧 10~15 次。

组数:两组。

频率:每周 3~5 次。

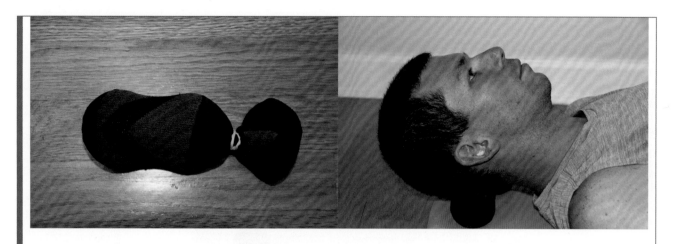

枕骨下松解

体位:仰卧位,膝关节下置软枕。

第1步:把网球放在袜子的脚趾端,用橡皮筋固定(或把球粘在一起,成花生状)。

第2步:将球置于头下,收下颌。

第3步:保持15~30秒,然后放松(记住,在松解过程中应用腹式呼吸)。

重复:5次。

组数:1组。

频率:每天2~3次。

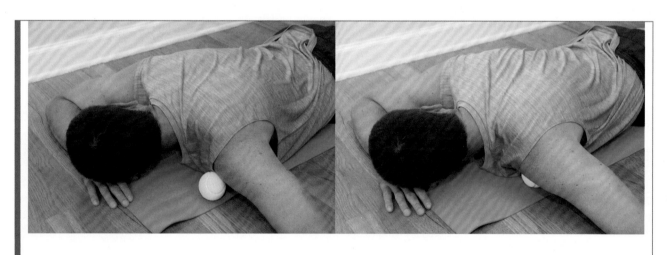

俯卧胸肌松解

体位:俯卧位,上肢外展,头转向对侧,如图所示。

第1步:将一网球置于胸部下方,沿胸骨至肩前部胸肌寻找压痛点。

第2步:每个痛点维持30~90秒,然后稍微移动手臂,从不同的角度继续松解肌肉。

第3步:移动网球寻找新的压痛点(记住,在松解过程中应用腹式呼吸)。

频率:每天2~3次。

强化训练

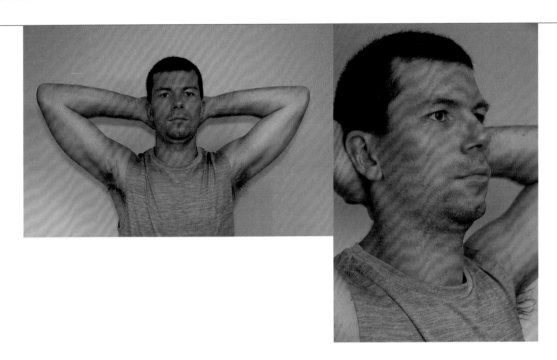

颈椎等长训练—颈椎回缩

体位:站立位。

第1步:双手放在脑后。

第2步:通过向后缩下颌和用手抵挡来进行下颌内收。

第3步:保持姿势,默数到3。

重复:10~15次。

组数:两组。

频率:每周3~5次。

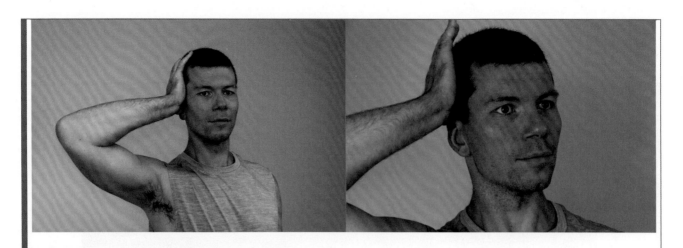

颈椎等长训练—颈椎侧屈

体位:站立位。

第1步:将右手放在头部右侧。

第2步:用头推右手,用右手抵挡。

第3步:保持3秒,放松。

第4步:左侧重复上述动作。

重复:每侧10~15次。

组数:两组。

频率:每周3~5次。

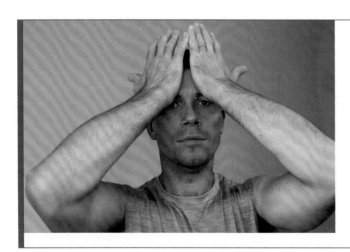

颈椎等长训练—颈椎屈曲

体位:站立位。

第1步:将手置于额头。

第2步:轻轻屈曲额头,并用手给予抵挡。

第3步:保持3秒。

重复:10~15次。

组数:两组。

频率:每周3~5次。

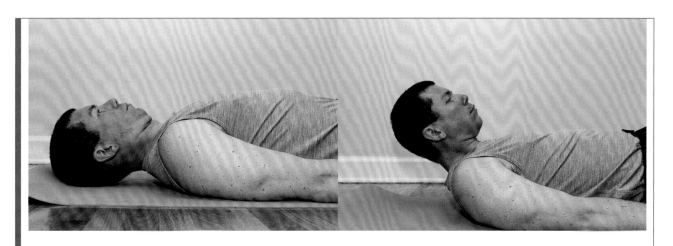

颈椎深部屈肌强化

体位:仰卧位。

第1步:收下颌,耳与肩平行,挺胸,收腹。

第2步:下颌内收,抬头,将下巴拉向胸骨,同时保持肩胛骨贴紧地面。

第3步:在顶部暂停,维持2秒,然后从颈部底部到头顶分段缓慢下降,在整个下降过程中再次保持
收下颌。

重复:10~15次。

组数:两组。

频率:每周3~5次。

注意:如果感觉到疼痛或出现上肢症状,请停止训练并联系医生。

本体感觉/功能

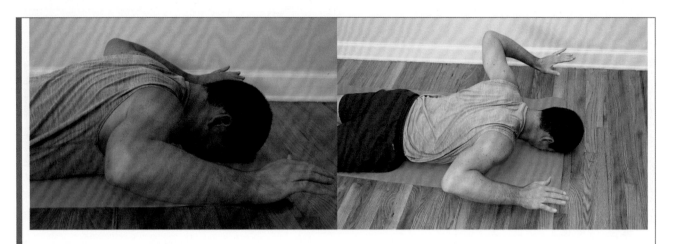

俯卧式肩胛骨回缩

体位:俯卧位,双臂向两侧伸展,弯曲至90°。

第1步:双臂和肘部朝向天花板挤压肩胛骨,胸部和前额始终与地板或桌子接触。

第2步:在顶部保持2秒,然后慢慢降低到起始位置。

重复:10次。

组数:3组,组间休息30秒。

频率:每周3~5次。

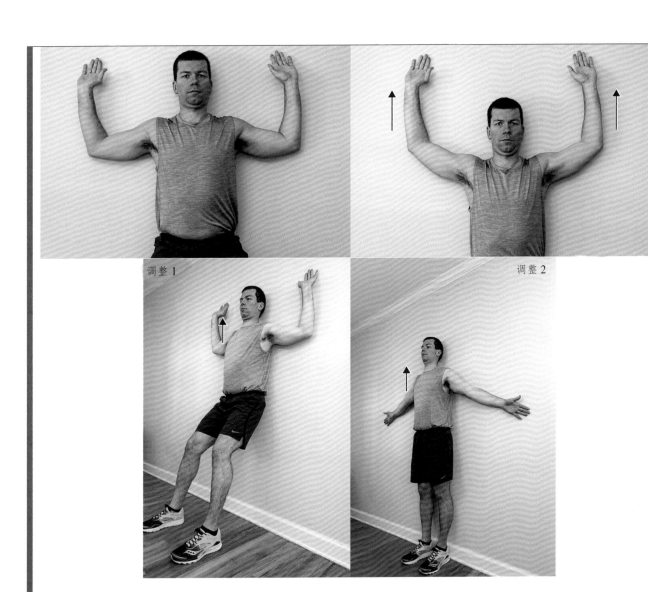

调整1   调整2

贴墙站立

体位:站立位,背部和颈部靠墙,肩外展,屈肘90°,手背与墙壁接触。

第1步:收下颌,耳与肩平行,挺胸,收腹,将背部的小部分紧贴墙面。

调整1:如果这个姿势一开始太难,可将足跟从墙上移开,伸展膝关节和臀部,直到头部和下背部与墙
壁接触。

调整2:如果肩活动受限,肘可以伸直,手臂从墙上较低的位置开始,掌心向前。

第2步:保持腰部、前臂和手背侧与墙壁接触,慢慢地将手臂朝天花板向上滑动,尽可能高且保持与墙
壁接触。

第3步:在顶部暂停并复位第1步中的肌肉,然后慢慢地将手臂放回至开始位置。

第4步:在整个运动过程中保持腹式呼吸。

重复:10~15次。

组数:2~3组。

频率:每周3~5次。

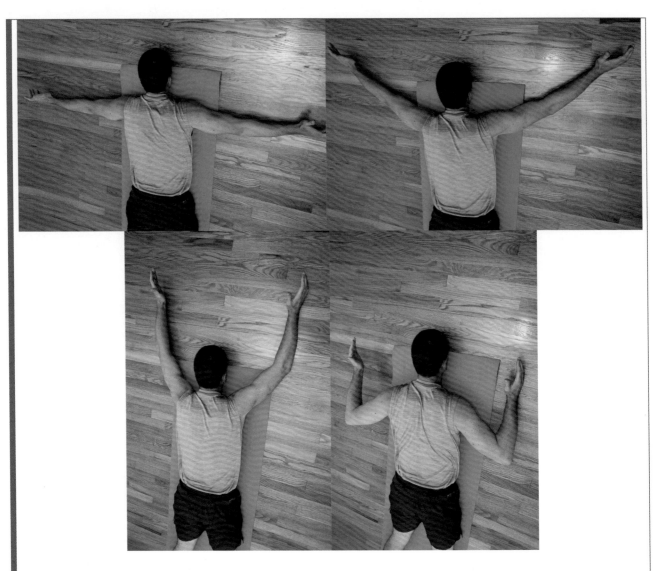

俯卧"T""Y""I""W"训练

体位:脸朝下趴在地板上,额头下垫块毛巾。

第1步:通过把脐部向脊柱方向拉伸来激活臀肌和腹肌。

第2步:双臂向外伸直,与身体成90°,大拇指朝上,指向天花板,类似字母"T"的动作。

第3步:将肩胛骨向下和向后拉,手臂抬离地面,保持这个姿势直至数到3。

第4步:将手臂逐渐抬高,类似字母"Y"和"I",然后弯曲肘部,将手臂移到一边,形成字母"W"样。

第5步:拇指向上指向天花板,保持"T""Y""I""W"这四个姿势直至数到3。

第6步:调整臀肌、腹肌和肩胛骨,重复以上动作。

重复:3~5次。

组数:2~3组。

频率:每周3~5次。

注意:"T"和"Y"可能是最有价值的训练,应该集中去训练。

(刘尊 译)

参考文献

1. Wishart BD, Galgon HR, Benaquista Desipio GM. Chapter 40: Other cervical spine disorders. In: Wyss J, Patel A (Eds.), *Therapeutic Programs for Musculoskeletal Disorders*. New York, NY: Demos Publishing; 2013:289.

2. McKenzie RA. *The Cervical and Thoracic Spine: Mechanical Diagnosis and Therapy*. Raumati Beach, New Zealand: Spinal Publications; 1990.

3. Ferrari R. Russell AS. Regional musculoskeletal conditions: neck pain. *Best Pract Res Clin Rheumatol*. 2003;17(1):57–70. doi:10.1016/S1521-6942(02)00097-9.

4. Aprill C, Bogduk N. The prevalence of cervical zygoapophyseal joint pain. A first approximation. *Spine (Phila Pa 1976)*. 1992;17:744–747. doi:10.1097/00007632-199207000-00003.

5. Barnsley L, Lord SM, Wallis BJ, et al. The prevalence of chronic cervical zygoapophyseal joint pain after whiplash. *Spine (Phila Pa 1976)*. 1995;20(1):20–25; discussion 26. doi:10.1097/00007632-199501000-00004.

6. Braddon RL, Chan L, Harrast MA. *Physical Medicine & Rehabilitation*. 4th ed. Philadelphia, PA: Saunders/Elsevier; 2011.

7. Malanga GA. The diagnosis and treatment of cervical radiculopathy. *Med Sci Sports Exerc*. 1997;29(7):236–245. doi:10.1249/00005768-199707001-00006.

8. Radhakrishnan K, Litchy WJ, O'Fallon WM, et al. Epidemiology of cervical radiculopathy: a population based study from Rochester, Minnesota, 1976 through 1990. *Brain*. 1994;117:325–335. doi:10.1093/brain/117.2.325.

9. Mealy K, Brennan H, Fenelon DC. Early mobilization of acute whiplash injuries. *Br Med J*. 1986;292:656. doi:10.1136/bmj.292.6521.656.

10. McKenzie R. *The Lumbar Spine*: *Mechanical Diagnosis and Therapy*. Waikane, New Zealand: Spine Publications; 1981.

11. Page P, Frank C, Lardner F. Chapter 4: Pathomechanics of musculoskeletal pain and muscle imbalance. In: *Assessment and Treatment of Muscle Imbalance: The Janda Approach*. Champaign, IL: Human Kinetics; 2010:52–53.

第 **8** 章

胸椎损伤的家庭训练计划

Gary Mascilak

引言

胸椎可能面临各种各样的损伤风险。但与文献中对相邻的颈椎和腰椎的关注量和研究量相比,它往往被忽视。然而,从临床角度来看,经验丰富的生物力学从业者总会给予胸椎应有的重视,理解其影响全身运动和功能的深远能力。胸椎因其独特的解剖形态而具有多种功能,然而,从生物力学的角度来看,许多人认为它是影响和优化全身运动功能最重要的力传递枢纽。

胸椎后凸的最佳程度,与颈椎和腰椎的最佳前凸曲线共同作用,帮助身体消散轴向力,在理想的情况下,维持椎间盘和小关节的完整性和功能。与相邻的颈椎和腰椎相比,胸椎的椎管直径增加,椎管活动能力相对降低,从而降低了胸椎间盘疾病和神经根病的发病率[1]。因此,本章不集中讨论胸椎的这类疾病。

在这一章中,我们讨论在社会生活中看到的典型的懒散姿势,以及它们所产生的不良影响,特别是与胸椎有关的运动和功能。由于不良的姿势及"胸式呼吸者"习惯带来的不正确的吸气呼气,不仅对颈椎有不利影响,还通过限制吸气时脊柱的这一区域的正常伸展来影响胸椎的力学功能。再者,我们每天在社会上常见的后凸姿势使这个问题变得更加复杂:从在学校读书开始,懒散地坐在电视机和游戏机前的沙发上,坐车上下班,坐在办公室的电脑前,坐在家里的餐桌前等。在每次治疗过程中提醒患者注意姿势是非常重要的,让患者在他们的手机、笔记本、汽车的后视镜、电视机上以及客厅的墙壁上放置"姿势提醒"标志会有所帮助。

物理治疗师 Gary Gray 在他的研讨会和著作中做了一项出色的工作,他提醒从业人员,可以利用生物力学耦合运动的"天赋",在一个可能是痛苦的、不适合直接进行手法治疗或矫正运动的载体中,通过使用手法治疗或在一个理想的、无症状的运动平面中创造一种由运动驱动的本体感受反应,最终在有症状的运动平面中实现改善功能。例如,我们可以在无症状的横向平面上驱动胸廓旋转,以达到我们在解剖学上所赋予的这种耦合运动的"天赋",从而在以前受限和疼痛的矢状面实现所需的灵活性和功能[2]。Gray还提醒我们这种重要的、但经常被临床忽视的胸椎,不仅在轴向骨骼的相邻区域中出现症状,而且在评估附肢骨骼中的症状时,也丧失了活动性或稳定性的全局后果。大多数临床医生都意识到,矢状面为主的胸廓畸形,如后凸畸形患者,会对有症状的肩关节受撞击患者的肩胛位置产生不利影响。然而,很少有人知道,这种脊柱畸形会严重影响肘部和腕部较远的下游区功能,并影响下半身的功能。由于臀中肌/臀小肌在冠状面的非最佳负荷以及髋部外旋肌在重要的"功能性被低估"横向平面的共同作用,髋关节的最佳功能能力受到损害。髋关节的这种近端反应性动力学链紊乱导致局部髋关节症状或其他更远部位(下肢或上 1/4 处)的症状。

用 McKenzie 分类法进一步评估和利用胸椎的三维运动进行力学评估,达到诊断目的并为后续治疗提供"方向"。该方法利用力学评估来确定激发性运动,确定是否存在移位、功能障碍或姿势综合征。一旦确定,就可以采用在适当的运动平面内处理特定组织的机械治疗方法进行校正。这种治疗方法已经帮助许多临床医生以有效和可重复的方式帮助患者解决症状并恢复功能。

一旦疼痛得到调节,手法治疗改善了对位和软组织/关节灵活性,实现最佳功能结果的下一步是引入治疗性锻炼以解决稳定性、力量和神经肌肉控制/再学习能力。我们必须明白,上述评估和治疗模式最终都将以某种方式解决常见的由姿势引起的肌肉失衡。我们要了解并处理头前位、圆肩和上肩胛骨前伸,相关的肌肉组织缩短(上斜方肌、肩胛提肌、胸锁乳突肌、胸肌),以及激活被抑制的肌肉组织(颈深屈肌,前锯肌,中、下斜方肌)。我们还要考虑到常见的骨盆前倾和腰部前凸的表现,并处理相关的肌肉组织缩短(即髂腰肌、股直肌、背阔肌、胸腰部伸肌群),同时再次激活被抑制的肌肉组织(下腹部、臀部肌群)。上述肌肉不平衡模式在 Vladimir Janda 博士对上交叉(颈椎)综合征和下交叉(骨盆)综合征的描述中得到了很好的讲解,已在本书的颈椎和腰椎章节中引用。

姿势教育非常重要,使者通过获得的"工具"来改变和维持一个新的和首选的姿势。只有通过这种再学习和不断重复,我们才能期望实现长期的变化。此外,我们必须花时间来处理多数患者出现的异常呼吸模式,并达到正确的腹式呼吸。我们必须确保正确的呼吸方式,这既有利于增强通气的生理效益,也有利于正常功能(尤其是组织愈合)所必需的后续组织供氧,以及实现通过肋骨活动和最佳吸气伸展对胸椎的结构和功能益处。

上胸椎的运动和解剖学功能与颈椎相似,下胸椎的功能与腰椎相似。在胸椎这些区域受伤的情况下,可以应用前文颈椎和腰椎章节中的原则和练习方法,如定向偏好练习,本章没有重复这些内容。

改善性训练计划的目标

早期目标

- 恢复正确的姿势
- 恢复胸廓关节活动范围和活动能力

中期目标

• 恢复颈部和胸部肌肉力量,包括稳定肌

后期目标

• 改善本体感觉和协调运动

胸椎

推荐训练

基础训练

关节活动范围/灵活性/活动性:仰卧膈式呼吸(腹式呼吸)、坐姿矫正(Bruegger)、筋膜球按摩、祈祷式伸展、猫-驼式伸展、开合书本式、躯干旋转、坐姿胸椎旋转

中级训练

继续进行基础训练

关节活动范围/灵活性/活动性:胸椎旋转活动度训练(穿针引线)

强化训练:跪姿胸椎旋转

高级训练

继续进行基础训练和中级训练

本体感觉/功能:核心稳定下胸椎旋转训练、尺蠖式伸展

关节活动范围/灵活性/活动性

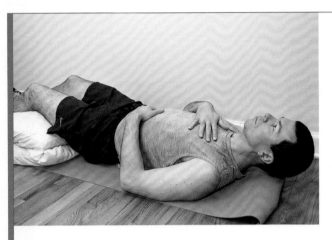

仰卧膈式呼吸(腹式呼吸)

体位:仰卧位,膝关节下垫枕头。

第1步:头水平放置,下颌回缩,将一只手放在胸部,另一只手放在腹部,如图所示。

第2步:用鼻子慢慢吸气,保持 2~3 秒,感觉腹部的手上升,胸部的手尽可能保持静止。

第3步:轻轻收紧腹部肌肉,呼气时,嘴唇紧闭 4~6 秒,感觉腹部肌肉向内轻微收缩,同时胸部的手尽可能保持静止。

重复:最初 3~5 分钟,之后 10~15 分钟。

频率:每天 2~3 次。

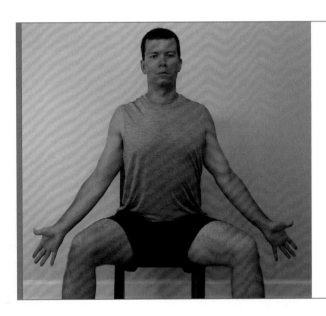

坐姿矫正(Bruegger)

体位:坐在椅子边缘。

第1步:手掌向前,拇指向后。

第2步:挺胸,双膝分开,下沉并内收肩胛骨,收下颌。

第3步:保持 5~10 秒。

重复:3~5 次。

组数:1 组。

频率:每隔小时 1 次。

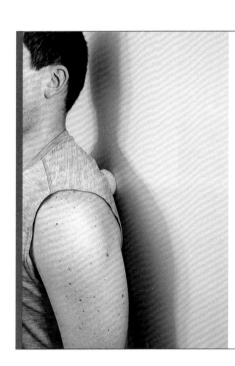

筋膜球按摩

体位:站在墙边或仰卧位。

第1步:在背部和墙壁或地板之间放一个筋膜球或网球。

第2步:将球置于背部和颈部的柔软肌肉上。

第3步:身体靠在球上,上下移动身体,帮助放松肌肉;按摩每块肌肉30~90秒。

组数:1组。

频率:每天2~3次。

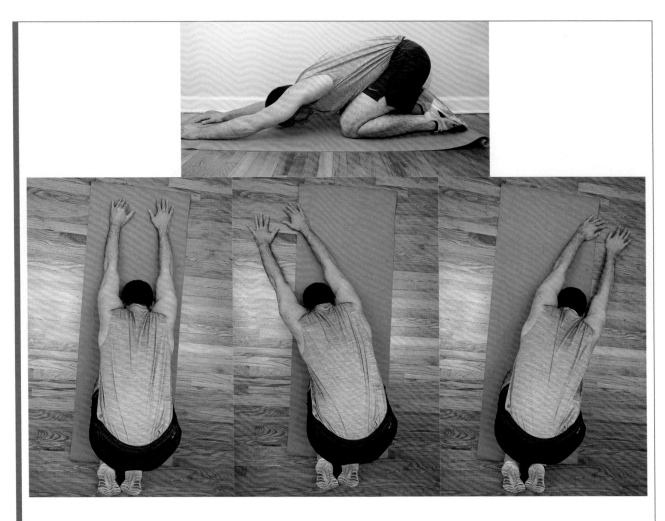

祈祷式伸展

体位:手足着地成跪姿。

第1步:靠坐在足跟上,保持手掌着地,手臂伸展。

第2步:保持 15~45 秒。

第3步:双手向左移动,保持 15~45 秒。

第4步:双手向右移动,保持 15~45 秒。

第5步:记得在运动时做腹式呼吸。

重复:1~3 次。

组数:1 组。

频率:每天 2~3 次。

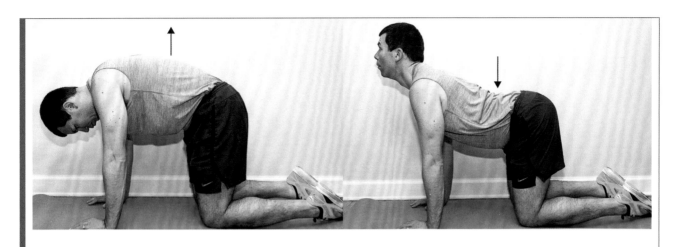

猫–驼式伸展

体位：手足着地成跪姿。

第 1 步：背部向上朝天花板的方向拱起，弯曲颈部。

第 2 步：坚持数到 3。

第 3 步：在伸展颈部时，将腹部推向地面。

第 4 步：坚持数到 3。

第 5 步：记得在运动时做腹式呼吸。

第 6 步：回到第 1 步。

重复：10 次。

组数：1 组。

频率：每天 2~3 次。

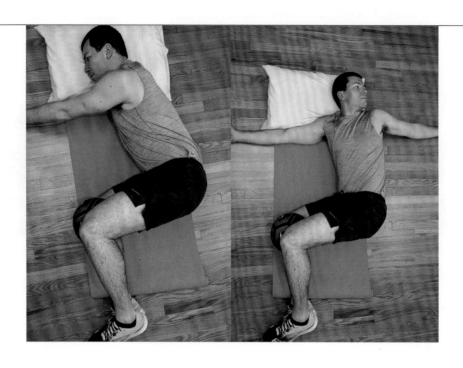

开合书本式

体位：右侧卧位，双臂向前伸展，手掌并拢，使臀部和膝关节弯曲成 90°角，两膝之间夹一个球。

第1步：双膝之间夹紧球，将左臂向上举向天花板，继续移动到身体后方与肩齐平，尝试用左手背触地。

第2步：将手臂和手贴紧地面，持续 3 个呼吸周期，然后回到起始位置。

第3步：重复完这侧后，换另一侧。

重复：10 次。

组数：1 组。

频率：每天。

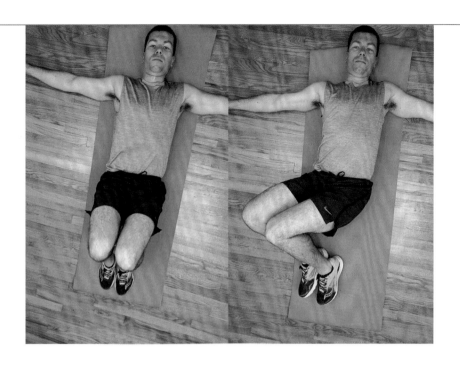

躯干旋转

体位:仰卧位,双膝屈曲,双脚放在地板或床上。

第1步:缓慢地将膝关节向一侧转动,同时保持肩部平贴地面。

第2步:缓慢地将膝关节移动回中立位。

第3步:如第1步所示,缓慢地将膝关节转向另一侧。

第4步:缓慢地将膝关节移动回中立位。

第5步:重复第1步。

重复:每侧10次。

组数:2-3组。

频率:每天2~3次,每周3~5次。

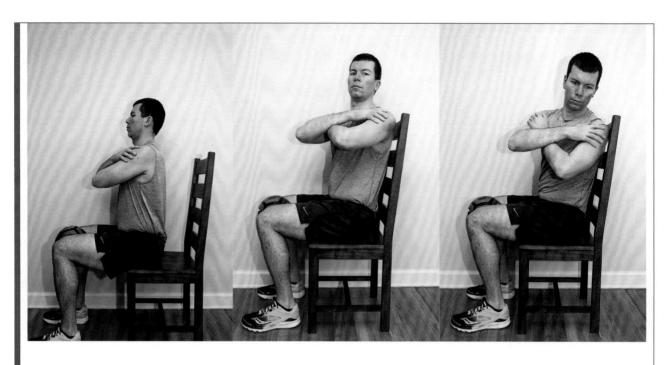

坐姿胸椎旋转

体位：坐在凳子上或坐在椅子靠着椅背，双臂交叉于胸前，两膝之间夹一个球。

第1步：两膝夹紧球，将上半身向左旋转，直到感觉到一种舒适的牵拉力。

第2步：保持旋转时的牵拉感，如图所示将上半身向左倾斜。

第3步：坚持数到2，然后在另一侧重复。

重复：10次。

组数：两组。

频率：每天。

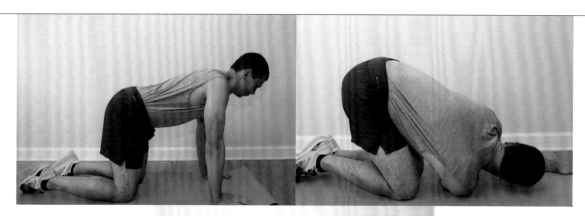

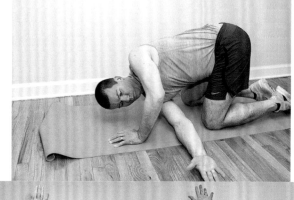

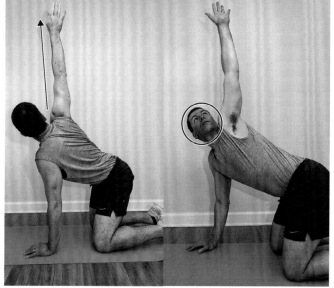

胸椎旋转活动度训练(穿针引线)

体位:双膝着地。

第 1 步:进行颈部下颌后缩,收紧腹部肌肉,防止背部拱起。

第 2 步:将手臂置于身体下方,掌心向上。

第 3 步:移动手臂垂直向上到天花板,同时通过支撑肩膀伸展。

第 4 步:随着移动的手一起转动头部。

重复:每侧 10~15 次。

组数:两组。

频率:每周 3~5 次。

强化训练

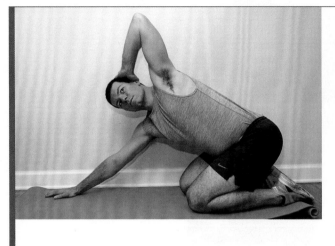

跪姿胸椎旋转

体位:双膝着地,下颌后缩,腹部收缩,保持脊柱中立。

第1步:靠坐在足跟上,保持背部平直,防止背部弯曲变形。

第2步:将左手放在头部左侧,肘部向天花板方向旋转,同时保持腹部收缩,限制腰背部的旋转。

第3步:坚持数到2,然后重复。

第4步:按上述步骤向右侧移动。

重复:每侧10次。

组数:两组。

频率:每天。

本体感觉/功能

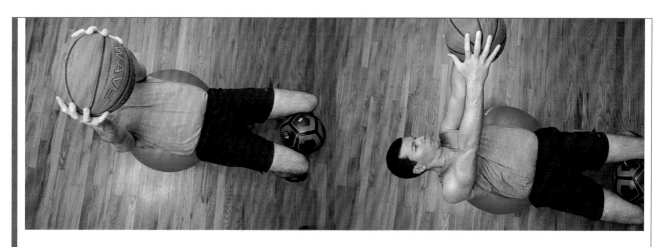

核心稳定下胸椎旋转

体位:仰卧,上部躯干以桥式姿势躺在健身球上,双臂向前伸展,挤压球。

第1步:保持下颌后缩,收腹,收紧臀部肌肉,让臀部保持在高桥水平,同时用两个膝盖夹紧球。

第2步:旋转伸展的手臂到一侧,同时稳定下部躯干和骨盆并保持其在适当的位置(中立位)。

第3步:返回起始位置,按第一步复位,然后旋转到另一侧。

重复:10次。

组数:2~3组。

频率:每天。

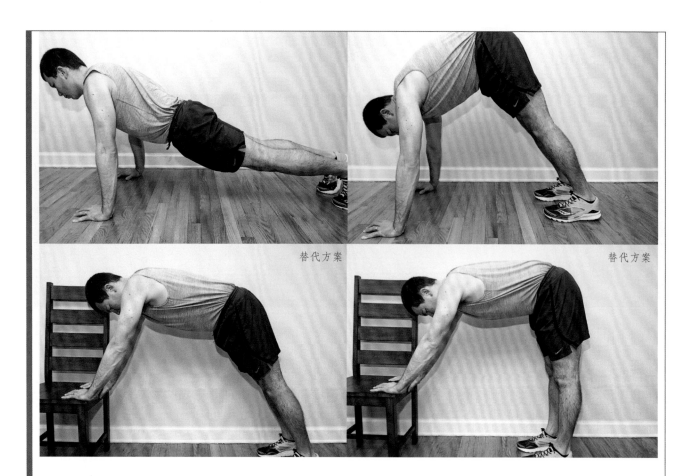

替代方案　　　　　　　　　　　　　　　　　　　　　替代方案

尺蠖式伸展

体位:在地板上以俯卧撑的姿势开始,或者把双手放在椅子或长凳上。

第1步:下颌向后回缩,锻炼下腹部肌肉,防止背部拱起,收紧大腿保持膝盖伸直。

第2步:抬起一只脚并向前移动几英寸,同时保持膝盖伸直,脚跟压向地面,然后数到3。

第3步:抬起另一只脚,使脚与第二步的前一只脚保持一致,将两足跟压向地面,同时保持下颌收拢,胸部挺直,背部放平,膝盖伸直。(在这个位置上,臀部向上和向后压有助于保持足跟向下,可最大限度地提高锻炼的效果。)

第4步:继续交替双腿,直到双脚平齐,并感觉到适度的伸展。(记住保持胸部挺直,肩胛骨向下和向后。)

第5步:如果是做俯卧撑动作,双手交替向前,直到你再次处于开始俯卧撑的位置,然后重复进行。(如果采用的是替代方案,是将双手放在板凳上,只需将脚放回起始位置并重复。)

重复:2次。

组数:1~2组。

频率:每天。

注意:这是一个高级练习:训练过程中请小心,如果可以的话,在瑜伽课上寻求进一步指导。

（谢凌峰　译）

参考文献

1. Wyss JF, Patel AD. *Therapeutic Programs for Musculoskeletal Disorders.* New York, NY: Demos Medical Publishing; 2013.
2. Gray G. *Functional Manual Reaction (FMR), Thoracic Spine.* v3.10. Adrian, MI: Functional Design Systems; 2005.

第 9 章

腰椎损伤的家庭训练计划

Amrish D. Patel

引言

腰痛是最常见的患者求医原因之一。据估计,多达 85%~90% 的人在一生中都会出现腰痛[1]。从外层的软组织深至脊柱的骨组织,都有可能是腰痛的来源。在多数情况下,即使不进行干预,腰痛发作通常也会在 6~8 周内自行改善。最初的时候,通常使用药物和拉伸训练来治疗腰痛。但是,还是应采取准确的诊断和基于诊断的适当治疗。治疗通常是由能够进行准确的力学诊断的物理治疗师、职业治疗师或是医生指导完成。

采用渐进的治疗方法,治疗流程包含减轻疼痛和肿胀、恢复正常无痛的关节活动范围和生物力学、强化核心力量、改善神经肌肉控制和本体感觉,然后过渡到特殊运动治疗以助于进行日常生活活动[2]。

方向特异性

方向特异性对于脊柱所有康复计划的指导都起到关键性作用,通常患者本人会本能地使身体呈现方向特异性。例如,当患者感到神经根疼痛,发现站立位可以减轻症状并尽可能这样做时,就会形成偏向伸展的治疗。另外,患有腰椎管狭窄或神经源性跛行的患者通常会采取类似在超市弯腰靠着购物车并向前推的姿势,这样可以使患者行走更远并形成偏向屈曲的治疗。

方向特异性有助于减轻腰痛或者下肢痛,并帮助疼痛在脊柱轴上"向心化"。需要为患者制订遵循这些特定治疗原则的运动方案。"威廉姆斯屈曲"训练的前提在于,大多数发生在 L5/S1 水平,且如果腰椎前凸得到减轻,反过来可以增加椎管和神经孔的空间,以减轻可能引起疼痛的结构压力[3],此训练在临床上已应用于所有采用屈曲脊柱改善症状的治疗方案。

基于 Mckenzie 的治疗体系,可以观察患者下肢的放射性疼痛,并确定什么方向的反复运动可以缓解疼痛并使疼痛在脊柱轴"向心化"。Mckenzie 疗法不仅包括伸展运动,且被认为是偏向伸展脊柱运动的代名词。Mckenzie 疗法实际上包含许多不同的动作,来确定缓解或"向心化"疼痛的运动方向,并设计相应的运动方案以治疗疼痛[4]。

改善性训练计划的目标

早期目标

- 改善疼痛
- 恢复关节活动范围和灵活性
- 开始加强核心肌群和骨盆带的力量

中期目标

- 继续强化训练,加强核心肌群和骨盆带的力量

后期目标

- 恢复骨盆带肌力
- 恢复本体感觉和神经肌肉控制
- 进行功能性活动并回归运动

腰椎小关节病

由腰椎小关节引起的腰痛占慢性腰痛患者的 15%~45%[5,6]。小关节位于脊柱后部,帮助限制脊柱的运动,通常会限制过度的屈曲和旋转,从而降低整个椎间盘的应力[7]。但是,对于任何关节而言,反复的压力和低度的创伤都会导致软骨下囊肿、骨赘和滑膜囊肿的形成。反过来,导致关节发出疼痛信号,并释放可能引起疼痛的物质。通常,受到此类病症困扰的患者在不活动或是刚开始活动时会感到僵硬和疼痛,尤其是在腰部伸展时,但轻度活动后僵硬和疼痛会有所减轻。

康复过程应该注重培养脊柱周围一定程度的柔韧性、肌肉力量和稳定性,同时逐渐进行日常生活和体育相关的主动活动,同时加强脊柱和骨盆周围的核心和神经肌肉控制[1]。通常,还应鼓励改变生活方式以获得最佳效果,包括减重、健康饮食、良好的睡眠习惯和戒烟。

推荐训练

基础训练

关节活动范围/拉伸/灵活性:俯卧股四头肌拉伸、髋屈肌牵伸(任一运动)、腘绳肌拉伸(任一运动)、梨状肌拉伸、单侧(双侧)抱膝、儿童式拉伸、坐位屈曲、猫-驼式伸展、躯干旋转

强化训练:腹部支撑性训练(骨盆倾斜或腹横肌收缩)、踏步训练

中级训练

继续进行基础训练

　　强化训练：卷腹、桥式运动、蚌式运动、坐位瑞士球踏步、手脚相反式(鸟狗式)运动

高级训练

继续进行基础训练和中级训练

　　强化训练：靠墙髋关节外展下蹲、靠墙髋关节内收下蹲、平板支撑、侧平板支撑

　　本体感觉/功能：战士Ⅰ姿势、战士Ⅱ姿势

腰椎间盘病变

　　腰椎间盘突出引起的疼痛表现为轴向腰痛,因支配纤维环、软骨终板和骨膜的外周纤维受刺激所致[8]。通常,椎间盘所致的疼痛来自椎间盘的退变或破坏,而不是来自神经根刺激。通常情况下,症状在自然状态下表现为轴向且无放射,但在 Valsalva 试验、长时间坐位和腰椎前屈时加重,根据椎间盘病变位置不同可能在伸展或侧屈时更为加重。

推荐训练

基础训练

　　关节活动范围/拉伸/灵活性：俯卧股四头肌拉伸、髋屈肌牵伸(任一运动)、腘绳肌拉伸(任一运动)、梨状肌拉伸、俯卧位伸展(直至疼痛减轻)

　　强化训练：腹部支撑性训练(骨盆倾斜或腹横肌收缩)

中级训练

继续进行基础训练

　　强化训练：卷腹、桥式运动、蚌式运动、手脚相反式(鸟狗式)、魔鬼步

高级训练

继续进行基础训练和中级训练

　　强化训练：平板支撑、侧平板支撑

　　本体感觉/功能：战士Ⅰ姿势、战士Ⅱ姿势

腰椎神经根病变

　　腰椎神经根病变表现为由椎间盘膨出或突出引起的腰痛,导致神经根受刺激,引起疼痛并沿皮肤向下肢传导[4]。根据突出类型和椎间盘病变的位置,在弯曲、坐、站或躺下时疼痛可能更严重。治疗基于方向特异性,使症状"向心化",并加强训练。

推荐伸展偏向性训练

基础训练

关节活动范围/拉伸/灵活性:腘绳肌拉伸(任一运动)、髋屈肌牵伸(任一运动)、俯卧位伸展、站立位伸展;若患者发生侧方偏移(由于疼痛而向一侧倾斜),则应用侧方滑动或侧方滑动替代方案进行训练

强化训练:腹部支撑性训练(骨盆倾斜或腹横肌收缩)

中级训练

继续进行基础训练

强化训练:桥式运动、蚌式运动、手脚相反式(鸟狗式)运动

高级训练

继续进行基础训练和中级训练

强化训练:靠墙髋关节外展下蹲、靠墙髋关节内收下蹲、平板支撑、侧平板支撑
本体感觉/功能:战士Ⅰ姿势、战士Ⅱ姿势

推荐屈曲偏向性训练

基础训练

关节活动范围/拉伸/灵活性:腘绳肌拉伸(任一运动)、髋屈肌牵伸(任一运动)、梨状肌拉伸、单侧(双侧)抱膝、儿童式拉伸、坐位屈曲;若患者发生侧方偏移(由于疼痛而向一侧倾斜),则应用侧方滑动或侧方滑动替代方案进行训练

强化训练:腹部支撑性训练(骨盆倾斜或腹横肌收缩)、踏步训练

中级训练

继续进行基础训练

强化训练:卷腹、桥式运动、蚌式运动、坐位瑞士球踏步、手脚相反式(鸟狗式)运动

高级训练

继续进行基础训练和中级训练

强化训练:靠墙髋关节外展下蹲、靠墙髋关节内收下蹲、平板支撑、侧平板支撑
本体感觉/功能:战士Ⅰ姿势、战士Ⅱ姿势

推荐脊椎中立位训练

基础训练

关节活动范围/拉伸/灵活性:俯卧股四头肌拉伸、髋屈肌牵伸(任一运动)、腘绳肌拉伸(任一运动)、梨状肌拉伸

强化训练:腹部支撑性训练(骨盆倾斜或腹横肌收缩)

中级训练

继续进行基础训练

强化训练:卷腹、桥式运动、蚌式运动、手脚相反式(鸟狗式)运动、魔鬼步(髋抗阻外展步行)

高级训练

继续进行基础训练和中级训练

强化训练:平板支撑、侧平板支撑

本体感觉/功能:战士Ⅰ姿势、战士Ⅱ姿势

腰椎峡部裂/腰椎滑脱

对于未发育完全的腰椎,峡部裂是腰部疼痛的常见原因之一,通常由反复伸展导致的关节突关节骨折引起[9,10]。腰椎滑脱是上椎体相对于下椎体的向前或向后位移。发生这种情况的原因有很多,脊柱滑脱通常会导致腰痛,有时可能会下肢疼痛,在过度运动、站立和伸展时加重,俯卧、坐位和腰部屈曲时减轻。

腰椎峡部裂推荐训练

基础训练

关节活动范围/拉伸/灵活性:腘绳肌拉伸(任一运动)、髋屈肌牵伸(任一运动)、俯卧股四头肌拉伸、梨状肌拉伸

强化训练:腹部支撑性训练(骨盆倾斜或腹横肌收缩)、踏步训练

中级训练

继续进行基础训练

强化训练:卷腹、桥式运动、坐位瑞士球踏步、手脚相反式(鸟狗式)运动

高级训练

继续进行基础训练和中级训练

强化训练:靠墙髋关节外展下蹲、靠墙髋关节内收下蹲、平板支撑、侧平板支撑

本体感觉/功能:单腿硬拉、战士Ⅰ姿势、战士Ⅱ姿势

腰椎滑脱推荐锻炼

基础训练

关节活动范围/拉伸/灵活性:腘绳肌拉伸(任一运动)、髋屈肌牵伸(任一运动)、俯卧股四头肌拉伸、梨状肌拉伸、单侧(双侧)抱膝、儿童式拉伸、坐位屈曲

强化训练:腹部支撑性训练(骨盆倾斜或腹横肌收缩)、踏步训练

中级训练

继续进行基础训练

　　强化训练:卷腹、桥式运动、蛙式运动、坐位瑞士球踏步、手脚相反式(鸟狗式)运动

高级训练

继续进行基础训练和中级训练

　　强化训练:靠墙髋关节外展下蹲、靠墙髋关节内收下蹲、平板支撑、侧平板支撑
　　本体感觉/功能:单腿硬拉、战士Ⅰ姿势、战士Ⅱ姿势

腰椎管狭窄

　　椎管狭窄是指椎管中央、侧方、神经孔或所有上述区域的狭窄,可能是由椎间盘厚度减少、小关节病和(或)椎间盘突出症导致的黄韧带肥厚引起。症状表现为腰痛,通常伴下肢痛或神经性跛行,站立和行走加重,坐位和体前屈减轻[11]。

推荐训练

基础训练

　　关节活动范围/拉伸/灵活性:腘绳肌拉伸(任一运动)、髋屈肌牵伸(任一运动)、俯卧股四头肌拉伸、梨状肌拉伸、单侧(双侧)抱膝、儿童式拉伸、坐位屈曲
　　强化训练:腹部支撑性训练(骨盆倾斜或腹横肌收缩)、踏步训练

中级训练

继续进行基础训练

　　强化训练:卷腹、桥式运动、蛙式运动、坐位瑞士球踏步、手脚相反式(鸟狗式)运动

高级训练

继续进行基础训练和中级训练

　　强化训练:靠墙髋关节外展下蹲、靠墙髋关节内收下蹲、平板支撑、侧平板支撑
　　本体感觉/功能:战士Ⅰ姿势、战士Ⅱ姿势

下交叉综合征

　　下交叉综合征(LCS)是指由于腰椎周围肌肉力量失衡导致的下腰椎功能障碍。LCS表现的失衡包括胸腰椎的伸肌群、股直肌和髋屈肌群的"激活"或紧张,以及腹肌(尤其是腹横肌)和臀肌的"抑制"和无力。这种失衡会导致脊柱前凸增大和缩短,进而导致对整个下腰椎、臀部和骨盆的压力增加,也改变了运动模式[12]。系统地解决此类问题,有助于改善运动模式,减少导致上述关节和椎间盘退变的压力。

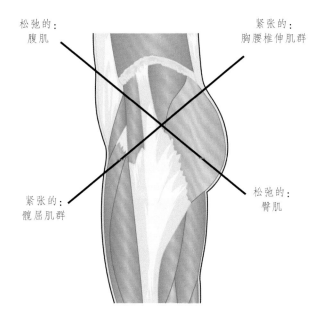

松弛的：
腹肌

紧张的：
胸腰椎伸肌群

紧张的：
髋屈肌群

松弛的：
臀肌

推荐训练

基础训练

关节活动范围/拉伸/灵活性：晨起拉伸、俯卧股四头肌拉伸、腘绳肌拉伸(任一运动)、髋屈肌牵伸(任一运动)、梨状肌拉伸、单侧(双侧)抱膝、儿童式拉伸、猫–驼式伸展、躯干旋转

强化训练：腹部支撑性训练(骨盆倾斜或腹横肌收缩)、踏步训练

中级训练

继续进行基础训练

强化训练：卷腹、桥式运动、手脚相反式(鸟狗式)运动、坐位瑞士球踏步

高级训练

继续进行基础训练和中级训练

强化训练：靠墙髋关节外展下蹲、靠墙髋关节内收下蹲、平板支撑、侧平板支撑

本体感觉/功能：单腿硬拉、战士Ⅰ姿势、战士Ⅱ姿势

关节活动范围/拉伸/姿势矫正

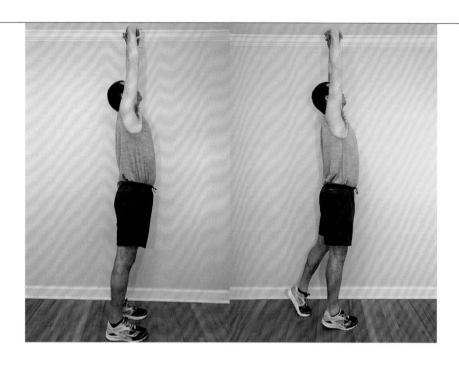

晨起拉伸

体位:十指紧扣站立。

第1步:慢慢将手放在头部上方,以完全伸展双臂。

第2步:抬头望向双手。

第3步:在保持该姿势的同时,尝试走几步。

第4步:如果无法行走,请保持姿势30秒。

重复:重复2~3次。

组数:2~3组。

频率:每天2~3次。

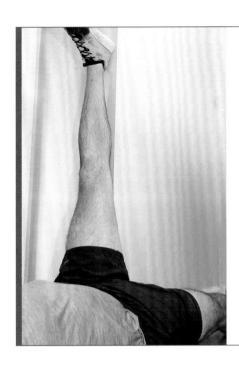

腘绳肌靠墙拉伸

体位:躺在地上,一条腿靠在门框上,另一条腿穿过门口。

第1步:把足跟放在门框上,直至感到腘绳肌受到轻柔的牵伸(可以移动到离墙更近或更远的距离,以分别增加或减少牵伸的程度)。

重复:保持体位30秒,然后换另一条腿。

组数:每侧腿2~3组。

频率:每周3~5次。

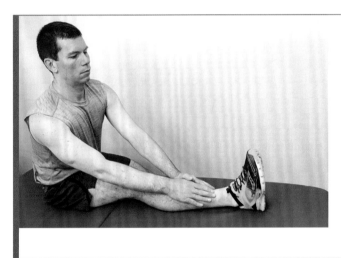

长坐位腘绳肌拉伸

体位:坐位。

第1步:腰背伸直,一条腿置于床或桌面上,另一条腿用足牢固地固定在地面上。

第2步:保持脊柱直立,身体向前倾斜,努力使脐部向大腿靠拢,直至感到下肢被拉伸。

重复:保持体位30秒,然后换另一条腿。

组数:每侧腿2~3组。

频率:每周3~5次。

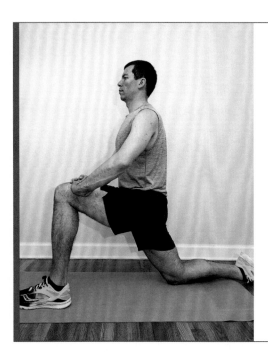

跪位髋屈肌牵伸

体位:跪位。

第1步:跪于地上,一条腿向前,呈弓步姿势。

第2步:在保持背部挺直的同时,轻轻向前倾,直到感觉后腿髋部前面有牵伸感。

重复:在有牵拉感处保持30秒,然后慢慢地放松。

组数:每条腿2~3次。

频率:每周3~5次。

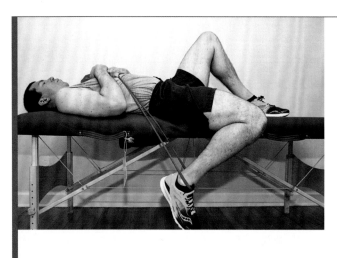

双关节髋屈肌牵伸

体位:仰卧在床上或桌子上,屈膝,把一条腿垂到床边,在脚踝处系一条带子(也可以用弹力带或毛巾)。

第1步:收紧腹部以保持背部平贴桌面。

第2步:把悬空腿向后伸,并把足部拉向臀部,弯曲膝关节,直到靠近髋部的大腿前部有牵伸感。

重复:在有牵拉感处保持30秒,然后慢慢地放松。

组数:3组,组间休息30秒。

频率:每天1~2次。

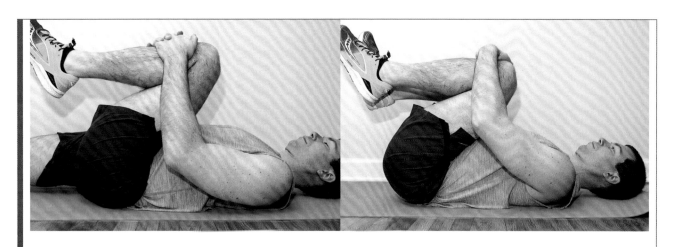

单侧(双侧)抱膝

体位:躺在床上或地面上。

第1步:将一侧膝关节(或两侧膝关节)缓慢移向胸部,并用双手牵拉一侧膝关节(或两侧膝关节)进一步
　　　　移向胸,直至臀部肌群受到轻微的牵伸。

重复:保持姿势5~10秒,然后换另一条腿。

组数:每侧腿(或双腿)5~10组。

替代方案:持续牵拉30秒,仅重复2~3次。

频率:每天可练习,每天2~3次。

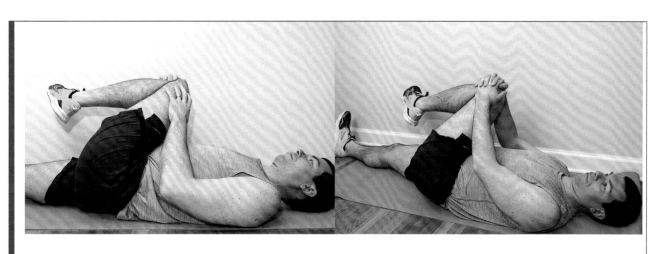

梨状肌拉伸

体位:躺在床上或地面上。

第1步:把一侧膝关节牵拉直胸口。

第2步:用手把膝关节朝向对侧肩关节牵拉,直至臀部肌群受到轻微的牵伸。

重复:保持姿势30秒,然后换另一条腿。

组数:每侧腿2~3组。

频率:每周3~5次。

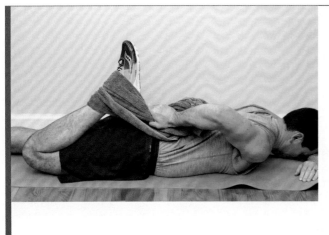

俯卧股四头肌牵伸

体位:俯卧位,在脚踝处系一条毛巾或带子。

第1步:收紧腹部,轻轻挤压臀肌,保持髋部平面
与地面接触。

第2步:用手握住带子(同侧),轻轻地把脚踝拉向
臀部,使膝关节弯曲,直到膝关节附近的
大腿肌肉有轻微的牵拉感。

注意:保持后背挺直。

重复:在有牵拉感处保持30秒,然后慢慢地放松。

组数:3组,组间休息30秒。

频率:每天1~2次。

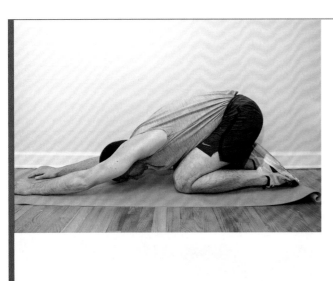

儿童式拉伸

体位:双手双膝伏在地面上。

第1步:从双手和双膝开始,臀部向下向后坐直至
触及足跟。

第2步:臀部坐在足跟上,双手尽可能地向前伸展
的同时将臀部保持在足跟上。

第3步:低头,使头和双上肢处于平行位。

重复:保持姿势30秒,然后回到起始位。

组数:2~3组。

频率:每周3~5次。

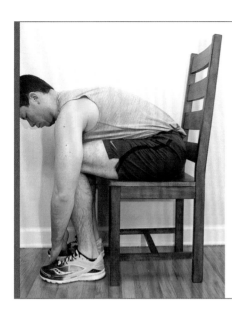

坐位屈曲

体位:直立位坐在椅子上。

第 1 步:缓慢屈曲身体,并尝试去触摸足趾。

第 2 步:保持 3 秒。

重复:5~10 次。

组数:2~3 组。

频率:每天。

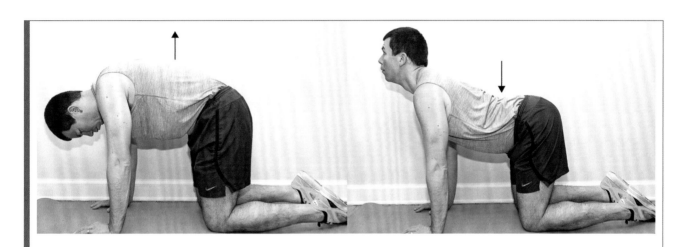

猫-驼式伸展

体位:手足着地成跪姿。

第 1 步:背部向上朝天花板的方向拱起,弯曲颈部。

第 2 步:坚持数到 3。

第 3 步:在伸展颈部时,将腹部推向地面。

第 4 步:坚持数到 3。

第 5 步:记得在运动时做腹式呼吸。

第 6 步:回到第 1 步。

重复:10 次。

组数:1 组。

频率:每天 2~3 次。

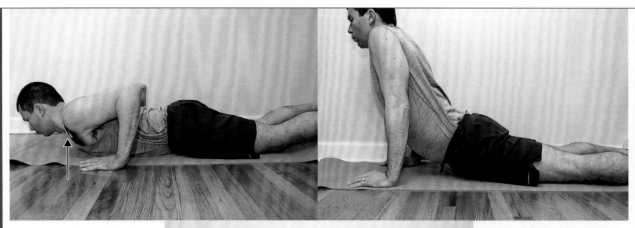

替代方案

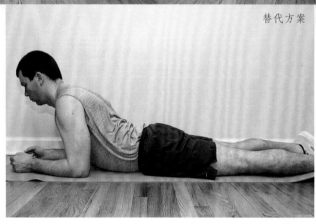

俯卧位伸展(又称为俯卧位撑起)

体位:俯卧腹部贴在地面上,双手置于双肩下方的地面上,即俯卧撑的姿势。

第1步:缓慢伸直手臂,仅仅将胸部抬离地面。

第2步:达到感到背部有压力的体位。

第3步:保持2~3秒。

第4步:缓慢降低身体到地面上。

频率:每天3~5次(随可忍受的程度增加)。

注意:如果有下肢放射性疼痛,那么在运动时应感到下肢疼痛在减少,同时疼痛更加"向心化"集中到背部,使得背部越来越痛。如果腿部疼痛越来越重,请联系专科医生。

替代方案:如果用双手很难完成撑起动作,可以用前臂屈曲支撑同时腹部贴近地面,保持30秒。2~3组,进行3次。

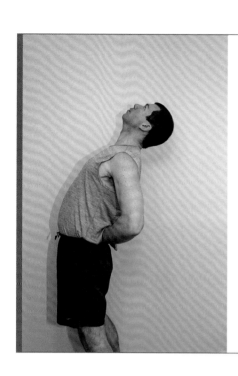

站立位伸展

体位:站立位。

第 1 步:把手放在腰后部或把腰抵在桌面上。

第 2 步:缓慢向后倾斜至舒适的体位并维持 2~3 秒。

第 3 步:回到直立体位。

重复:完成 10 次。

组数:2~3 组。

频率:每天 3~5 次。

注意:如果有下肢放射性疼痛,那么在运动时应感到下肢疼痛在减
少,同时疼痛更加"向心化"集中到背部,使得背部越来越痛。
如果腿部疼痛越来越重,请联系专科医生。

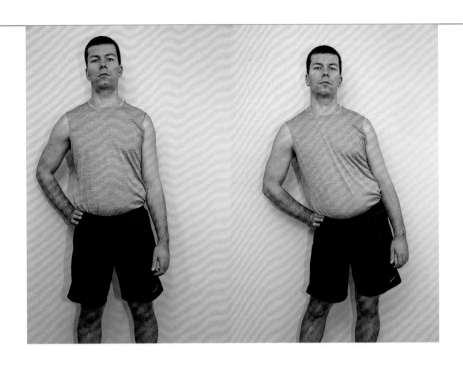

侧方滑动

体位:站立位。

第 1 步:把手放在疼痛一侧的臀部上。

第 2 步:缓慢把肩关节滑动至疼痛一侧(注意是滑动而不是侧弯)。

第 3 步:保持 3 秒,然后缓慢回到起始位。

重复:完成 10 次。

组数:2~3 组

频率:每天 3~5 次。

注意:如果感到背部不适但腿部症状减轻,是可以接受的。如果腿部疼痛加重,请不要滑动太多或可以
尝试朝相反的方向滑动。

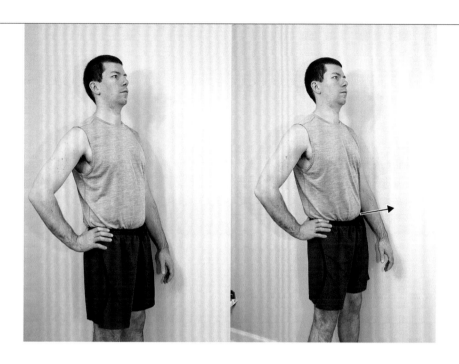

侧方滑动替代方案

体位:站立位,用一侧肩部抵住墙壁或门框(通常是没有疼痛一侧的肩关节)。

第1步:缓慢移动臀部,并触及墙壁。

第2步:保持3秒,然后回到起始位。

重复:10次。

组数:2~3组。

频率:每天3~5次。

注意:如果感到背部不适但腿部症状减轻,是可以接受的。如果腿部疼痛加重,请不要滑动太多或可以尝试朝相反的方向滑动。

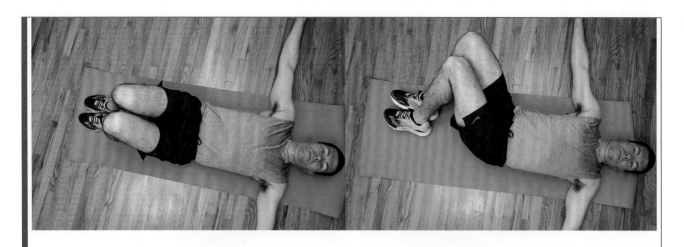

躯干旋转

体位:仰卧位,双膝屈曲,双脚放在地板或床上。

第1步:缓慢地将膝关节向一侧转动,同时保持肩部平贴地面。

第2步:缓慢地将膝关节移动回中立位。

第3步:如第1步所示,缓慢地将膝关节转向另一侧。

第4步:缓慢地将膝关节移动回中立位。

第5步:重复第1步。

重复:每侧10次。

组数:2~3组。

频率:每天2~3次,每周3~5次。

强化训练

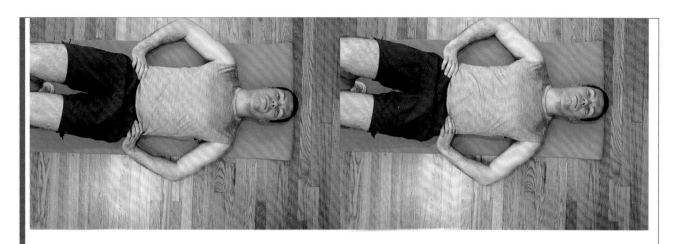

腹部支撑性训练

体位:仰卧位,双膝屈曲,将足跟放在床上或地面上。

第 1 步:将双手放在腰部。

第 2 步:紧缩腹部肌群,感到腹部被支撑住。

第 3 步:保持 10 秒。

重复:每侧完成 10 次。

组数:2~3 组。

频率:每天 2~3 次,每周 3~5 次。

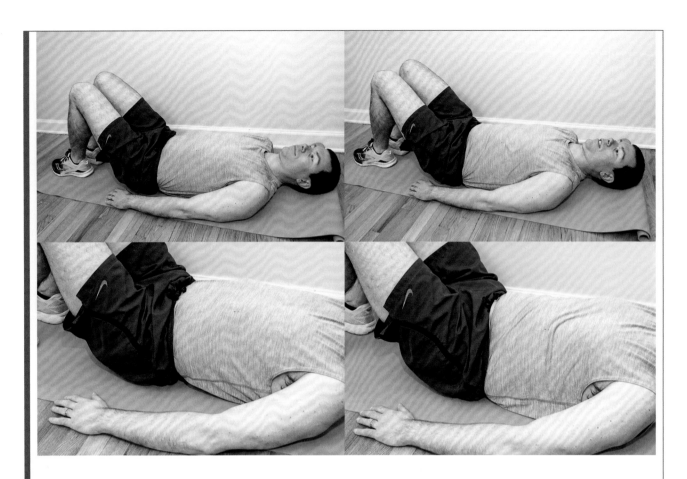

骨盆倾斜

体位:仰卧位,膝关节屈曲,如想要挑战更大难度,将膝关节伸直。

第 1 步:将臀部/骨盆向后滚动,同时收紧腹部肌群放平腰背,然后收紧腰背部和臀肌。

第 2 步:维持 5 秒,然后放松。

重复:每侧完成 10 次。

组数:2~3 组。

频率:每天 2~3 次,每周 3~5 次。

注意:如果下肢伸直时进行训练,不要通过腿部用力放平腰背,那样的话核心肌群得不到训练。另外,如果训练时腰部疼痛加重,可尝试仰卧位,慢慢收紧腹部、背部和臀肌,同时在臀部不离开地面的情况下缓慢抬起腰背部离开地面。

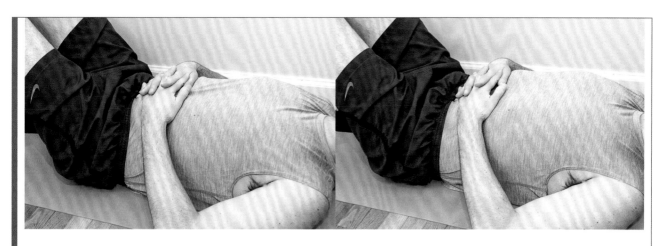

腹横肌收缩

体位:仰卧位,双膝屈曲,脚掌着地。

第 1 步:手放在下腹部。

第 2 步:缓慢吸气。

第 3 步:缓慢呼气,将你的下腹部向内向上拉向脊柱。

第 4 步:保持 10 秒。

重复:10 次。

组数:2~3 组。

频率:每天 2~3 次,每周 3~5 次。

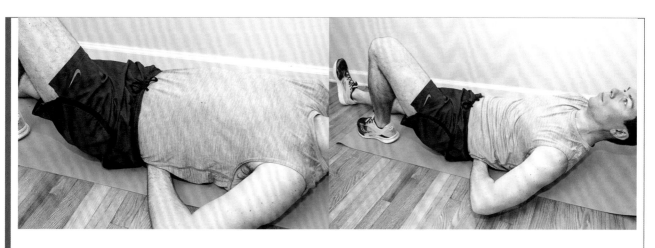

卷腹

体位:仰卧位双侧膝关节屈曲,手置于腰后以支撑脊柱。

第 1 步:一侧下肢伸直,同时腰背部在地面上放平。

第 2 步:不要屈曲膝关节或脊柱,将头和肩部抬离地面 3~5cm。

第 3 步:保持此姿势 8 秒,然后放松。

重复:10 次,换另一侧下肢并重复。

组数:每侧下肢伸直位 2~3 组。

频率:每天 2~3 次,每周 3~5 次。

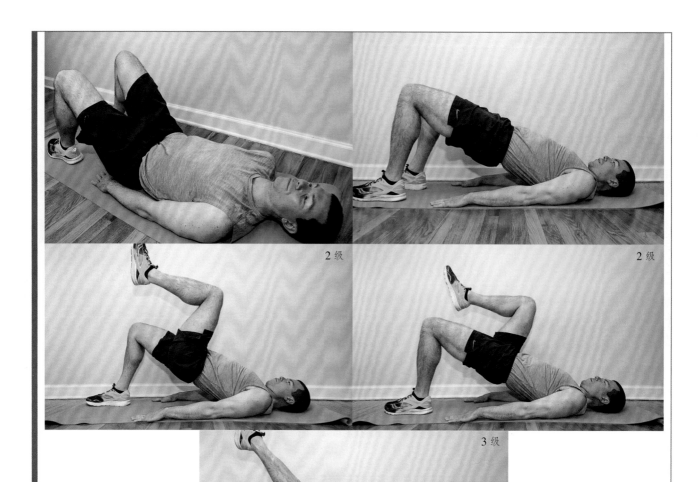

2级

2级

3级

桥式运动

体位:仰卧,双膝弯曲,双足分开与髋部同宽,双臂放松置于身体两侧。

第1步:收紧腹部和臀部。

第2步:将臀部抬离垫子,直至髋关节处于水平中立位。

第3步:保持此姿势2~3秒,然后慢慢放下。

重复:10次。

组数:2~3组,组间休息30秒。

频率:每周3~5次。

注意:臀部应有感觉。如果在做这个练习时背痛,确定腹部已收紧,且不要把臀部抬得那么高。

2级:按照描述进行桥式运动,然后以交替的方式将足部抬离垫子,缓慢进行到位;专注于臀部向下。

3级:单桥,非支撑腿伸直;重复10次后换腿。

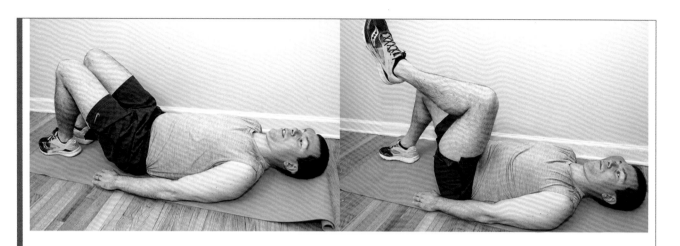

踏步训练

体位:仰卧位躺在垫子上。

第1步:完成骨盆倾斜(腹部支撑性训练)。

第2步:保持一侧膝关节屈曲和骨盆倾斜,屈曲同侧髋关节。

第3步:保持3秒,然后缓慢返回至起点。

第4步:用另一条腿重复练习。

重复:每侧下肢完成10次。

组数:2~3组。

频率:每天2次,每周3~5次。

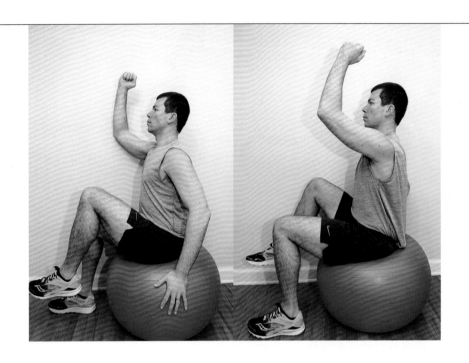

坐位瑞士球踏步

体位:坐在瑞士球上。

第 1 步:收紧腹部、腰背部和臀部。

第 2 步:抬起一侧上肢和另一侧下肢。

第 3 步:保持 3~5 秒(注意防止腰部和臀部扭动)。

第 4 步:回到起始位,完成另一侧练习。

重复:每侧完成 10 次。

组数:2~3 组。

频率:每天 2~3 次,每周 3~5 次。

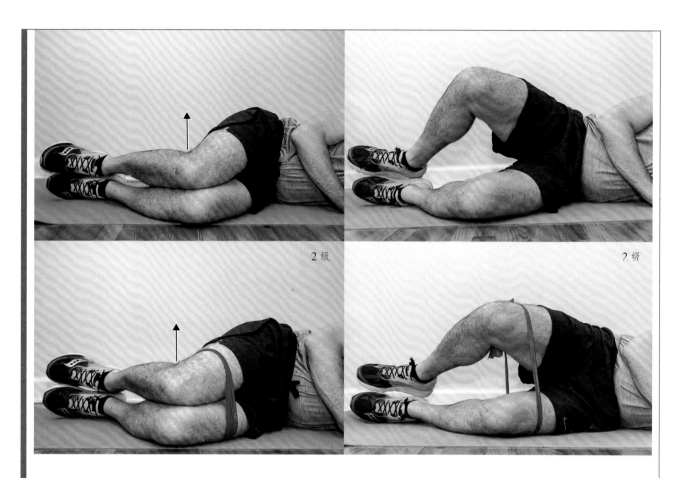

蚌式运动

体位:侧卧,髋关节和膝关节屈曲 45°。

第 1 步:足跟并拢,慢慢向天花板方向抬起上面腿的膝关节。

第 2 步:保持这个姿势 3~5 秒,然后慢慢回到起始位置。

重复:每条腿重复 10 次。

组数:2~3 组。

频率:每天 2~3 次,每周 3~5 次。

2 级:在大腿上系一根弹力带来增加阻力。

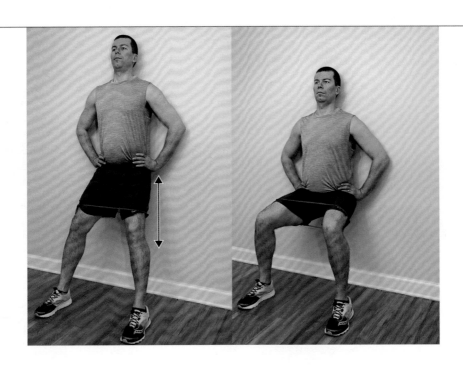

靠墙髋关节外展下蹲

体位：站立背靠在光滑的墙面上或理疗球上，把双腿分开至与肩同宽的位置，在大腿上套上弹力带（最好是在服装店里能买到的弹力带）。

第1步：双腿向外抵抗弹力带，并在整个下蹲过程中保持向外的压力。

第2步：靠墙向下滑动至髋关节和膝关节均屈曲90°，或如果不能向下这么低，则保证大腿向外抵抗弹力带压力的同时尽可能向下蹲（确保膝关节不超过脚尖，且膝关节在第2、3脚趾的正后方）。

第3步：维持3~5秒，保持大腿向外抵抗弹力带压力的同时回到起始位。

重复：每侧完成10次。

组数：2~3组。

频率：每天2~3次，每周3~5次。

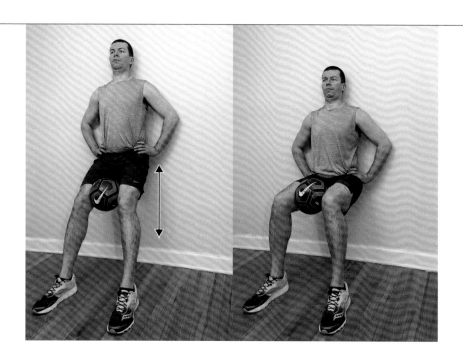

靠墙髋关节内收下蹲

体位:站立背靠在光滑的墙面上或理疗球上,把双腿分开至与肩同宽的位置,并把篮球/瑜伽块/足球放在双膝之间。

第1步:双腿向内抵住球或瑜伽块,并在整个下蹲过程中保持向内的压力。

第2步:靠墙向下滑动至髋关节和膝关节均屈曲90°,或如果不能向下这么低,则保证大腿向内抵抗球或瑜伽块压力的同时尽可能向下蹲(确保膝关节不超过脚尖,且膝关节在第2、3脚趾的正后方)。

第3步:维持3~5秒,维持大腿向内抵球或瑜伽块压力的同时回到起始位。

重复:每侧完成10次。

组数:2~3组。

频率:每天2~3次,每周3~5次。

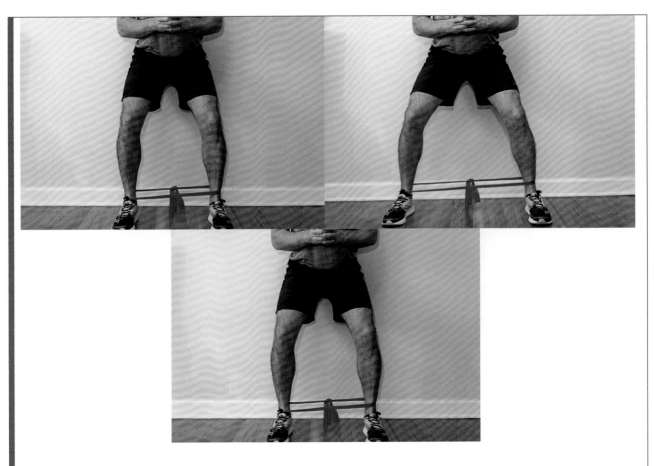

魔鬼步

体位：微蹲，双足分开与肩同宽，踝关节周围系一根弹力带，使其紧绷（最好是髋关节屈曲 20°~30°）。

第 1 步：一条腿向一侧移动，弹力带张力增加。

第 2 步：慢慢地把对侧的腿移至另一腿的起始位。

第 3 步：朝一个方向走 10 步，然后倒转方向。

组数：2~3 组。

频率：每天 2~3 次，每周 3~5 次。

注意：在做该项训练时，始终确保膝关节不要内扣，且膝关节不要超过脚尖。

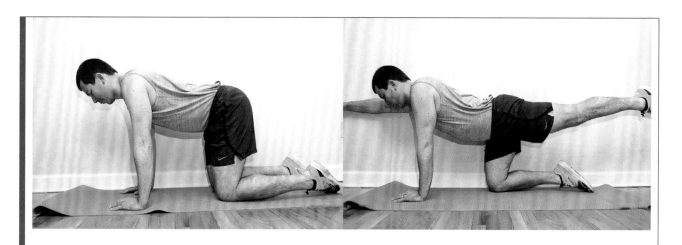

手脚相反式(鸟狗式)运动

体位:双手双膝着地起始(又称四点跪位);如果有瑞士球,也可以趴在瑞士球上双手双脚着地起开始。

第1步:收紧腹部肌群、腰背部肌群和臀部肌群以稳定脊柱。

第2步:缓慢抬高一侧上肢和对侧下肢,注意腰部和髋关节不可旋转。

第3步:保持此姿势3~5秒,然后回到起始位。

重复:每组上下肢各完成10次。

组数:2~3组。

频率:每天2~3次,每周3~5次。

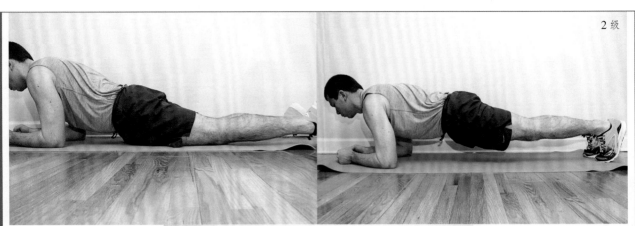

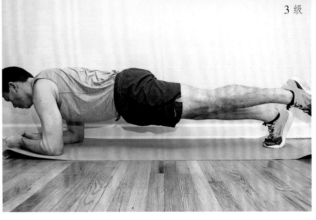

平板支撑

体位:双肘、双膝着地开始。

第 1 步:肘关节缓慢向前移动,保持双膝和下肢伸直。

第 2 步:收紧腹部肌群、腰部肌群和臀部肌群保证身体平直。

第 3 步:维持 30 秒或尽可能长的时间。

组数:2~3 组。

频率:每天 2~3 次,每周 3~5 次。

注意:进行此项练习的同时,应感到腹部肌群、腰部肌群和骨盆肌群同时收缩,目标为一次练习努力保持
　　　30~60 秒。

2 级:与 1 级类似,不同之处在于膝关节伸直抬高并抬起整个身体离开地面,只用肘关节和足趾接触
　　　地面。

3 级:从 2 级开始;缓慢向后抬起一侧伸直的下肢,与身体呈一条直线,并保证身体不扭动(不要让背部
　　　拱起)。下一组练习换另一条腿。

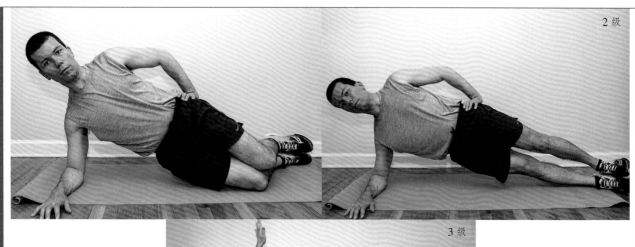

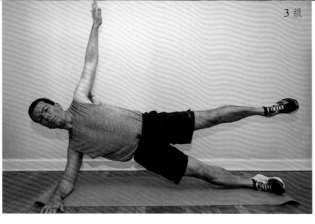

侧平板支撑

体位:侧卧,膝关节弯曲至90°。肘关节屈曲支撑于地面。

第 1 步:慢慢地把臀部从地上抬起,直至身体呈一条直线。

第 2 步:保持这个体位 30 秒,或者尽可能保持更长的时间。

组数:2~3 组。

频率:每天 2~3 次,每周 3~5 次。

注意:在做该练习时,应该感觉腹部和髋部朝向地面一侧的肌肉在收缩。目标是每次保持这个姿势 30~
60 秒。

2 级:该体位与 1 级体位类似,不同的是,要把膝关节伸直,然后把整个身体和膝关节抬离地面,这样就
只有一侧肘部和足的外侧能接触到地面。

3 级:该体位与 2 级体位类似,不同的是,要伸直膝关节或肘部,再以外展的姿势抬起大腿和(或)手臂到
空中(远离身体)。

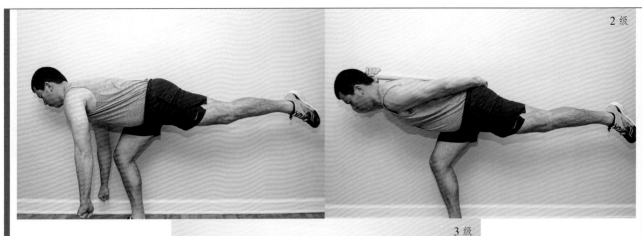

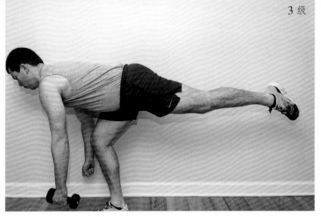

单腿硬拉

体位:站立位。

第1步:单腿站立,膝关节微微弯曲,收紧站立腿的臀部,同时保持臀部水平,不要下沉臀部或向一侧倾斜。

第2步:收紧腹部。

第3步:以支撑腿髋关节的后部为轴心,身体前倾,支撑腿的膝关节保持轻微弯曲,臀部用力,这样臀部就不会向侧面突出。

第4步:下蹲时将另一条腿向后伸,使身体(头部、颈部、背部、腿部)保持一条直线,臀部保持水平。

第5步:保持背部水平,收紧臀部使自己回到起始位置。

重复:10次。

组数:在需要的一侧进行3组,组间休息30秒。

频率:每周3~5次。

注意:只能降低到允许保持正确姿势的深度。当感觉背部开始出现转动,臀部突出,或腘绳肌有拉伸感时,停止练习。

2级:用双手握住一根紧贴脊柱的棍子。当身体前倾时,棍子不应该从背上掉下来。

3级:在与支撑腿相对的手中加上负重。重量不要过重,否则背部无法保持水平,必须控制重量。

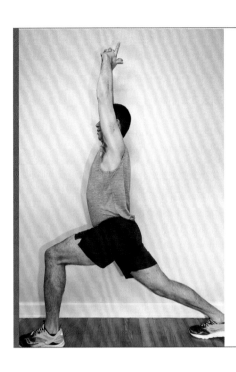

战士Ⅰ姿势

体位:前弓步站立位,一条腿在前且膝关节屈曲。

第1步:双手紧握,然后举过头顶。

第2步:后足固定在地面上,前面髋和膝均屈曲90°。

第3步:保持此姿势10~15秒。

第4步:伸直前面髋和膝,回到起始位置。

重复:每条腿完成10次。

组数:每条腿2~3组。

频率:每周3~5次。

注意:随着力量的增强,可以减少重复的次数,增加持续的时间直至30秒。

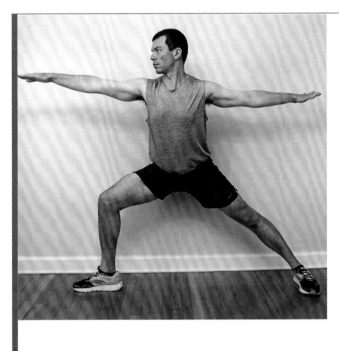

战士Ⅱ姿势

体位:前弓步站立位,一条腿在前且膝关节屈曲,然后将后方下肢旋转90°,至后足垂直于前足。

第1步:双臂水平举垂直于身体,一只手臂在身体前方,一只手臂在身体后方。

第2步:屈曲前方的髋和膝均90°,同时把后足固定在地面上。

第3步:保持此姿势10~15秒。

第4步:伸直前面髋和膝,回到起始位置。

重复:每条腿完成10次。

组数:每条腿2~3组。

频率:每周3~5次。

注意:随着力量的增强,可以减少重复的次数,增加持续的时间直至30秒。另外,如果进步明显,可直接从战士Ⅰ姿势过渡到战士Ⅱ姿势。

(周敬杰　译)

参考文献

1. Bono CM. Low back pain in athletes. *J Bone Joint Surg*. 2004;86(2):382–396. doi:10.2106/00004623-200402000-00027.

2. Malanga GA, Ramirez-Del Toro JA, Bowen JE, et al. Sports medicine. In: Frontera RW, DeLisa JA, Gans BM, et al, eds. *DeLisa's Physical Medicine & Rehabilitation: Principles and Practice*. 5th ed. Philadelphia, PA: Lippincott Williams & Wilkins; 2010:1413–1436.

3. Williams PC. *The Lumbosacral Spine: Emphasizing Conservative Management*. New York, NY: Blakiston Division, McGraw-Hill Book Co; 1965:202, 87 illus.

4. Mayer HM. Discogenic low back pain and degenerative lumbar spinal stenosis-how appropriate is surgical treatment? *Schmerz*. 2001;15(6):484–491. doi:10.1007/s004820100036.

5. Manchikanti L, Boswell MV, Singh V, et al. Prevalence of facet joint pain in chronic spinal pain of cervical, thoracic, and lumbar regions. *BMC Musculoskelet Disord*. 2004;5(1):15. doi:10.1186/1471-2474-5-15.

6. Schwarzer AC, Wang SC, Bogduk N, et al. Prevalence and clinical features of lumbar zygapophysial joint pain: a study in an Australian population with chronic low back pain. *Ann Rheum Dis*. 1995;54:100–106. doi:10.1136/ard.54.2.100.

7. Adams MA, Hutton HC. The effect of posture on the role of the apophyseal joints in resisting intervertebral compressive forces. *J Bone Joint Surg Br*. 1980;62B:358–362. doi:10.1302/0301-620x.62b3.6447702.

8. McKenzie R, May S. *The Lumbar Spine Mechanical Diagnosis and Therapy*. Vol 2. Waikanae, New Zealand: Spinal Publications; 2003:24–26.

9. Barr KP, Harrast MA. Low back pain. In: Braddom RL, Ed. *Physical Medicine and Rehabilitation*. 3rd ed. Philadelphia, PA: Saunders Elsevier; 2007:883–972.

10. McTimoney CA, Micheli LJ. Current evaluation and management of spondylolysis and spondylolisthesis. *Curr Sports Med Rep*. 2003;2(1):41-46. doi:10.1249/00149619-200302000-00008.

11. Siebert E, Pruss H, Klingebiel R, et al. Lumbar spinal stenosis: syndrome, diagnostics and treatment. *Nat Rev Neurosci*. 2009;5(7):392–403. doi:10.1038/nrneurol.2009.90.

12. Janda V. Muscles and motor control in low back pain: assessment and management. In: Twomey LT, ed. *Physical Therapy of the Low Back*. New York, NY: Churchill Livingstone; 1987:253–278.

索　引